Das
Wellnessmonster

starke Entspannungsbuch

Für Kinder I Eltern I Therapeut:innen und Pädagog:innen

Jennifer Boeck

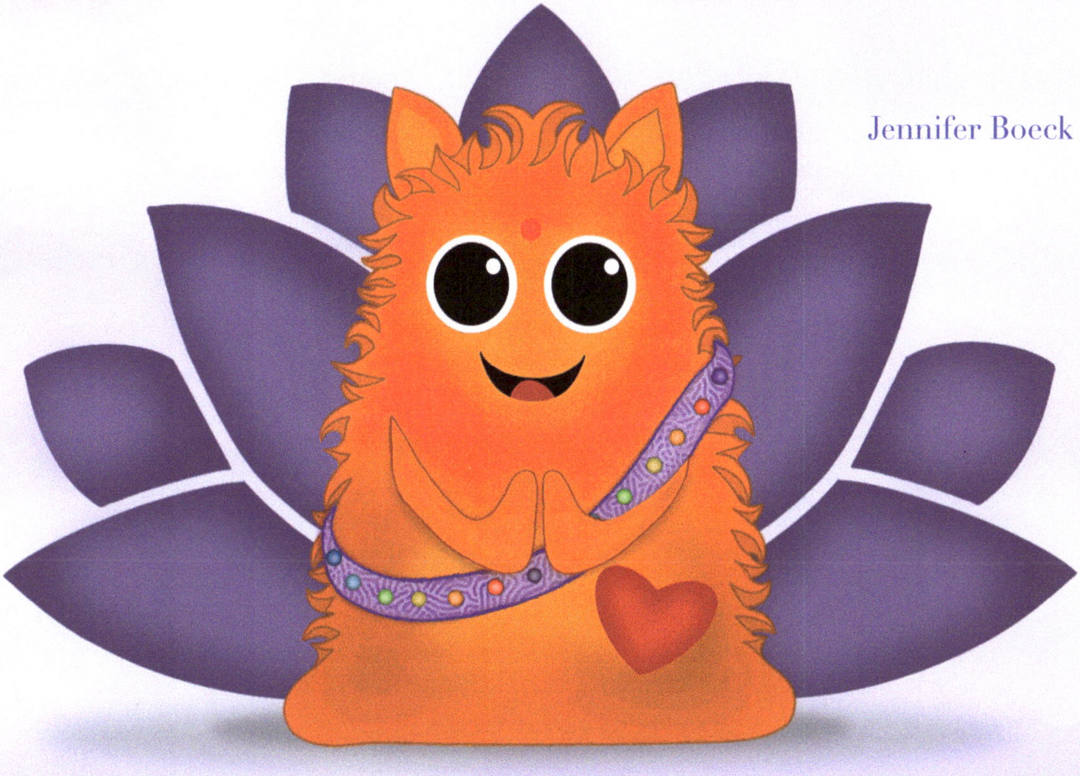

Wellnessgeschichten für Kinder®

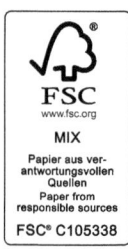

FSC
www.fsc.org
MIX
Papier aus ver-
antwortungsvollen
Quellen
Paper from
responsible sources
FSC® C105338

Bibliografische Information der Deutschen Nationalbibliothek:
Die Deutsche Nationalbibliothek verzeichnet diese Publikation in der
Deutschen Nationalbibliografie; detaillierte bibliografische Daten sind
im Internet über dnb.dnb.de abrufbar.

Kontakt: info@maweyo.com
www.Maweyo.com
Maweyo - Wellness für Kinder

Verlag: BoD · Books on Demand GmbH, In de Tarpen 42, 22848 Norderstedt,
bod@bod.de
Druck: Libri Plureos GmbH, Friedensallee 273, 22763 Hamburg
ISBN: 978-3-7597-9414-7

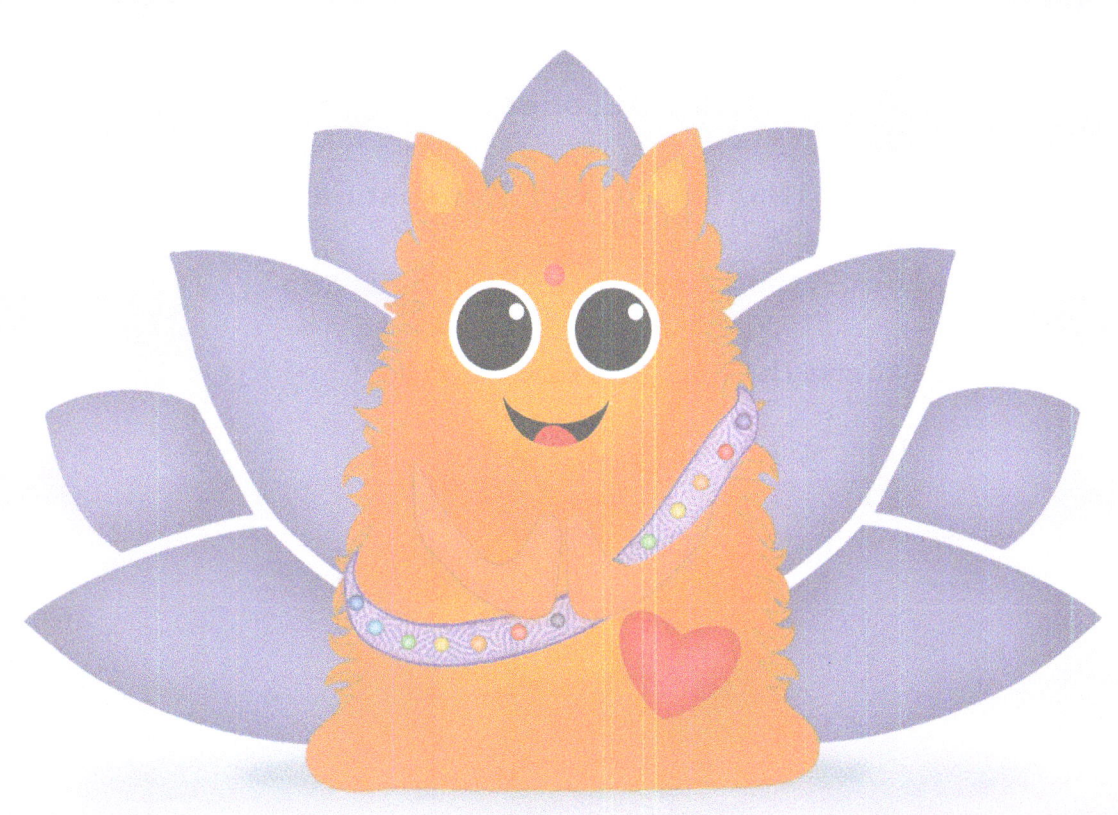

Wir sind deine kleinen Begleiter für Ruhe, Mut und Wohlbefinden.
Jeder von uns hat eine ganz besondere Fähigkeit, die Dir hilft,
dich besser zu fühlen. Gemeinsam mit Dir wollen wir lernen, wie Du entspannen, Deine Gefühle verstehen und **Dir selbst etwas Gutes tun** kannst.

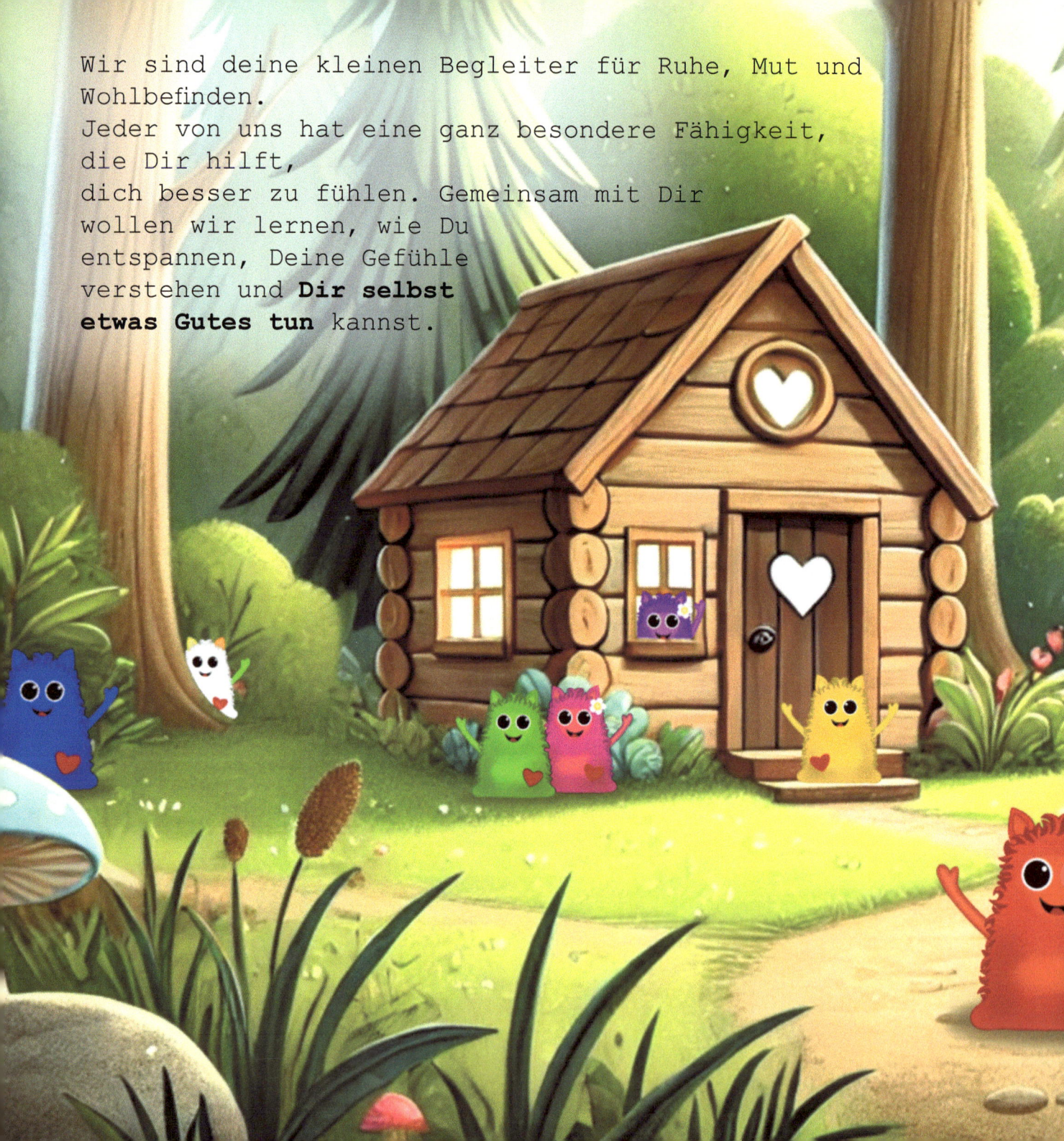

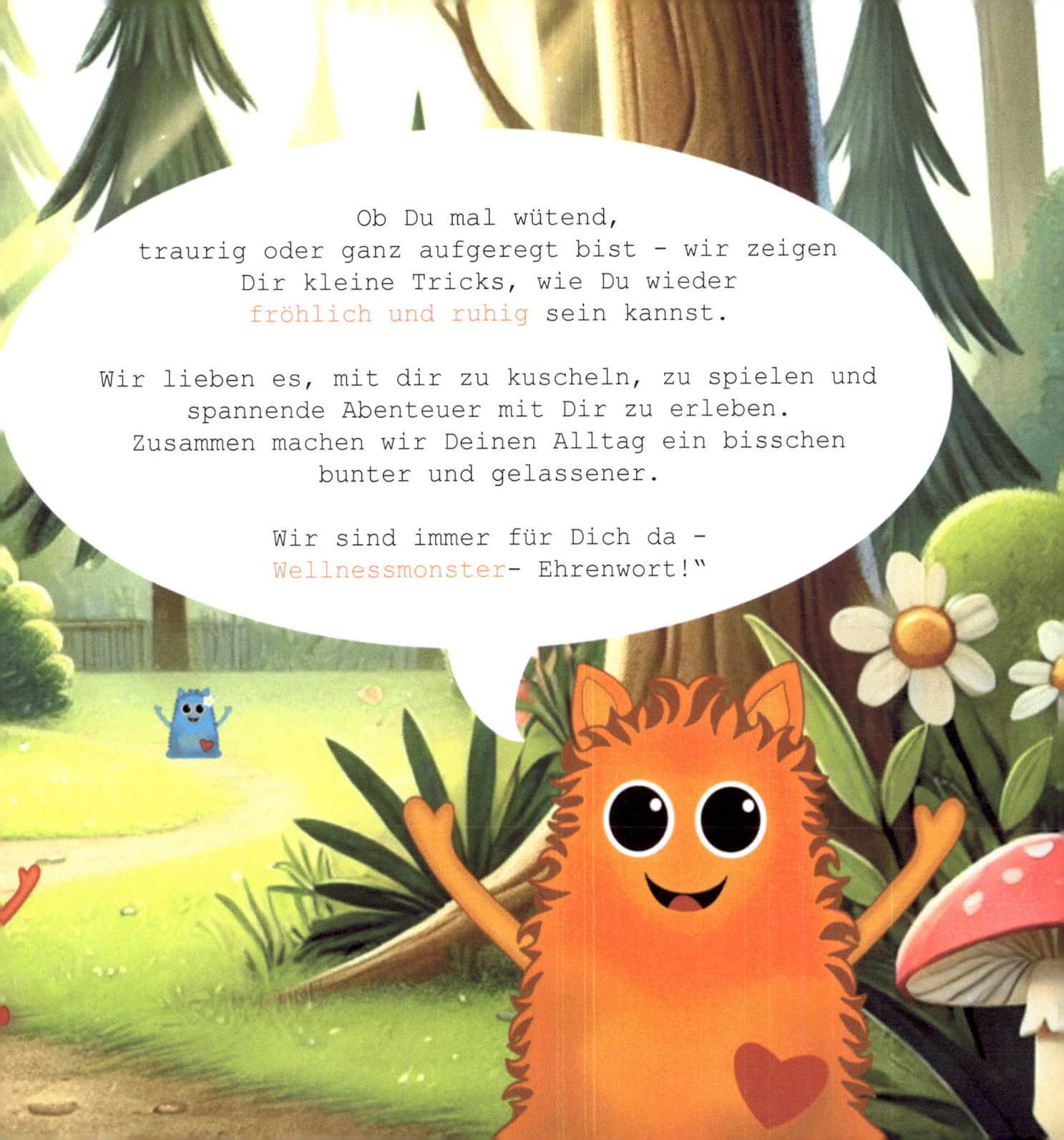

Ob Du mal wütend,
traurig oder ganz aufgeregt bist - wir zeigen
Dir kleine Tricks, wie Du wieder
fröhlich und ruhig sein kannst.

Wir lieben es, mit dir zu kuscheln, zu spielen und
spannende Abenteuer mit Dir zu erleben.
Zusammen machen wir Deinen Alltag ein bisschen
bunter und gelassener.

Wir sind immer für Dich da -
Wellnessmonster- Ehrenwort!"

Liebe Eltern, Erzieher:innen und Wegbegleiter:innen,

Kinder leben in einer Welt voller Abenteuer, Entdeckungen und ihren ganz eigenen, oder uns bekannten Herausforderungen. Inmitten von Schule, Hobbys und sozialen Verpflichtungen kann es schnell passieren, dass auch die Kleinsten von uns Stress empfinden - sei es durch Leistungsdruck, Konflikte oder einfach durch den ganz normalen Alltag. Genau hier kommt Entspannung ins Spiel.

<u>Warum ist Entspannung für Kinder so wichtig?</u>

Kinder brauchen Momente der Ruhe, um Körper und Geist zu stärken. Entspannung hilft ihnen, ihre Gefühle besser zu verstehen, Stress abzubauen und in Balance zu bleiben. Sie lernen, dass es okay ist, Pausen zu machen und sich selbst etwas Gutes zu tun - Fähigkeiten, die sie ihr Leben lang begleiten werden.

Entspannung stärkt nicht nur die Gesundheit, sondern auch die Selbstfürsorge. Wenn Kinder früh lernen, gut auf sich zu achten, werden sie selbstbewusster, widerstandsfähiger und fühlen sich sicherer in ihrer Welt.
Dabei geht es nicht darum, perfekt zu sein, sondern kleine Wohlfühlrituale in den Alltag einzubauen, die ihnen helfen, zur Ruhe zu kommen und Kraft zu tanken.

Wie können wir sie dabei unterstützen?

Als Erwachsene haben wir die wunderbare Aufgabe, Kinder auf diesem Weg zu begleiten. Das Wellnessmonster Starke-Entspannungsbuch ist ein liebevoll gestaltetes Werkzeug, das Sie dabei unterstützt. Es bietet kindgerechte Massagen, Achtsamkeitsübungen, Atemtechniken und kleine Wellnessanwendungen, die leicht in den Alltag integriert werden können – ob zu Hause, in der Kita, Schule oder unterwegs.

Mit diesen Übungen geben Sie Kindern nicht nur Werkzeuge an die Hand, um mit Herausforderungen besser umzugehen, sondern schaffen auch wertvolle gemeinsame Momente. Gerade in diesen kleinen Ritualen – wie einer Massage vor dem Schlafengehen oder einer Atemübung bei Aufregung – entsteht Nähe, Vertrauen und ein Gefühl von Geborgenheit.

Selbstfürsorge als gemeinsame Erfahrung

Das Besondere an diesem Buch ist, dass viele Übungen gemeinsam durchgeführt werden können. Dies stärkt die Bindung zwischen Ihnen und den Kindern und vermittelt: „Du bist wichtig, und ich bin da, um dich zu unterstützen." Gleichzeitig laden viele der Wellnessideen dazu ein, dass Kinder selbst aktiv werden und spielerisch lernen, was ihnen guttut.

Die Vision hinter den Wellnessmonstern

Die Wellnessmonster stehen für Leichtigkeit, Freude und Wohlbefinden. Sie zeigen Kindern, dass Entspannung Spaß machen kann und dass jeder Schritt – ob klein oder groß – zählt. In diesem Buch finden Sie und Ihre Kinder eine bunte Sammlung von Übungen, die nicht nur entspannen, sondern auch die Fantasie anregen, das Körperbewusstsein fördern und die emotionale Stärke unterstützen.

Lassen Sie uns gemeinsam den Weg zu mehr Ruhe und Selbstfürsorge erkunden. Dieses Buch ist eine Einladung, dem Alltag bewusst kleine Inseln der Entspannung hinzuzufügen – für Ihre Kinder und auch für Sie selbst.

Ich wünsche Ihnen und Ihren Kindern viele wunderbare Entspannungsmomente mit den Wellnessmonstern!

Die Wellnessmonster zum Kuscheln finden Sie auf der Maweyo- Website unter: www.Maweyo.com

Die kuscheligen Wellnessmonster können Sie wunderbar in die pädagogische und therapeutische Arbeit mit Kindern integrieren, um die Anwendungen noch spannender und spielerischer für Kinder zu gestalten.

Von Herzen alles Liebe
Ihre Jennifer

Positive Affirmationen

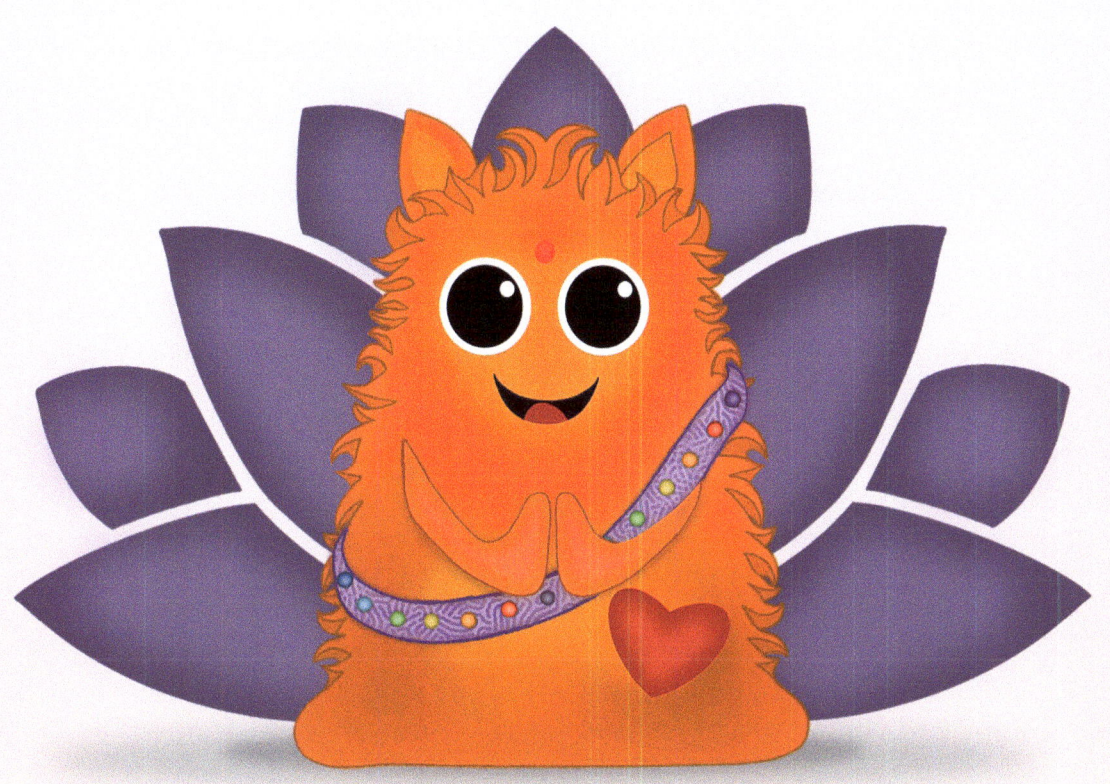

Affirmationen – Kraftvolle Worte für Kinder

Affirmationen sind positive, bekräftigende Sätze, die bewusst formuliert werden, um das Denken, Fühlen und Handeln positiv zu beeinflussen. Sie helfen Kindern, Vertrauen in sich selbst zu entwickeln, Ängste zu reduzieren und ihre innere Stärke zu entdecken.

In der heutigen hektischen Welt, in der auch Kinder oft mit hohen Anforderungen konfrontiert sind, können Affirmationen ein wertvolles Werkzeug sein, um ihnen Ruhe und Sicherheit zu schenken. Durch das regelmäßige Wiederholen positiver Aussagen lernen Kinder, sich auf das Gute in sich selbst und ihrer Umgebung zu konzentrieren – eine Fähigkeit, die sie ein Leben lang begleiten kann.

Warum helfen Affirmationen Kindern?

1.Fördern des Selbstbewusstseins
Positive Botschaften wie „Ich bin mutig" oder „Ich kann das schaffen" stärken das Selbstvertrauen und zeigen Kindern, dass sie Herausforderungen meistern können.

2.Reduzieren von Stress und Ängsten
Affirmationen lenken den Fokus auf beruhigende Gedanken. Zum Beispiel: „Ich bin sicher und geborgen" kann in stressigen Momenten Trost spenden.

3.Fördern von positiven Glaubenssätzen
Kinder übernehmen häufig die Glaubenssätze ihrer Umgebung. Affirmationen helfen, positive und stärkende Überzeugungen aufzubauen.

4.Stärken der emotionalen Resilienz
Regelmäßige positive Selbstgespräche unterstützen Kinder darin, mit Enttäuschungen und Rückschlägen besser umzugehen.

Wie können Affirmationen im Alltag eingesetzt werden?

1.In den Tagesablauf integrieren
Wiederholen Sie Affirmationen gemeinsam mit Ihrem Kind am Morgen, um den Tag mit positiven Gedanken zu beginnen.

2.Visuelle Unterstützung schaffen
Schreiben Sie Affirmationen auf bunte Karten oder malen Sie sie gemeinsam mit Ihrem Kind. Hängen Sie diese an Orte, die das Kind häufig sieht, z. B. am Spiegel oder über dem Bett.

3.Mit Bewegungen kombinieren
Verknüpfen Sie Affirmationen mit einfachen Bewegungen oder Yoga-Übungen. Zum Beispiel kann der Satz „Ich bin stark" mit einer Pose verbunden werden, die Stärke symbolisiert.

4.Rituale etablieren
Nutzen Sie Affirmationen als Teil der Abendroutine, um den Tag ruhig und positiv abzuschließen.

5.Affirmationen spielerisch einbauen
Lassen Sie Kinder ihre eigenen Affirmationen formulieren, z. B. „Ich bin ein Superheld" oder „Ich bin ein Sonnenschein". Das macht Spaß und stärkt die Kreativität.

Durch die regelmäßige Nutzung von Affirmationen schenken wir Kindern ein starkes Werkzeug, das sie dabei unterstützt, innere Stärke und Ausgeglichenheit zu entwickeln. Lassen Sie uns gemeinsam dazu beitragen, dass Kinder mit positiven Gedanken und einem liebevollen Selbstbild aufwachsen können.

32 Wellnessmonster starke Affirmationen

1. Ich bin mutig und stark.

2. Ich schaffe alles, was ich mir vornehme.

3. Ich bin ein guter Freund / eine gute Freundin.

4. Ich darf Fehler machen und daraus lernen.

5. Ich bin wertvoll, so wie ich bin.

6. Ich bin klug und finde immer eine Lösung.

7. Ich werde von vielen Menschen geliebt.

8. Ich bin neugierig und entdecke jeden Tag etwas Neues.

9. Ich bin sicher und geborgen.

10. Ich kann gut mit meinen Gefühlen umgehen.

11. Ich bin freundlich und hilfsbereit.

12. Ich habe Spaß beim Lernen und Entdecken.

13. Ich bin einzigartig und etwas ganz Besonderes.

14. Ich höre auf mein Herz und treffe gute Entscheidungen.

15. Ich bin geduldig mit mir selbst.

16. Ich darf meine Meinung sagen.

17. Ich bin stolz auf das, was ich kann.

18. Ich bin voller Energie und Lebensfreude.

19. Ich bin ein kleiner Künstler / eine kleine Künstlerin.

20. Ich liebe meinen Körper und passe gut auf ihn auf.

21. Ich bin dankbar für all die schönen Dinge in meinem Leben.

22. Ich bin ein Teamplayer.

23. Ich kann meine Ziele erreichen.

24. Ich bin stark, auch wenn es mal schwierig wird.

25. Ich bin ein guter Zuhörer / eine gute Zuhörerin.

26. Ich bringe andere Menschen zum Lächeln.

27. Ich habe eine wilde Fantasie und tolle Ideen.

28. Ich bin ruhig und entspannt, wenn ich es brauche.
29. Ich bin ein kleines Wunder.

30. Ich kann mutig neue Dinge ausprobieren.

31. Ich bin friedlich und trage Liebe in mir.

32. Ich wachse jeden Tag ein Stück mehr.

Massagen

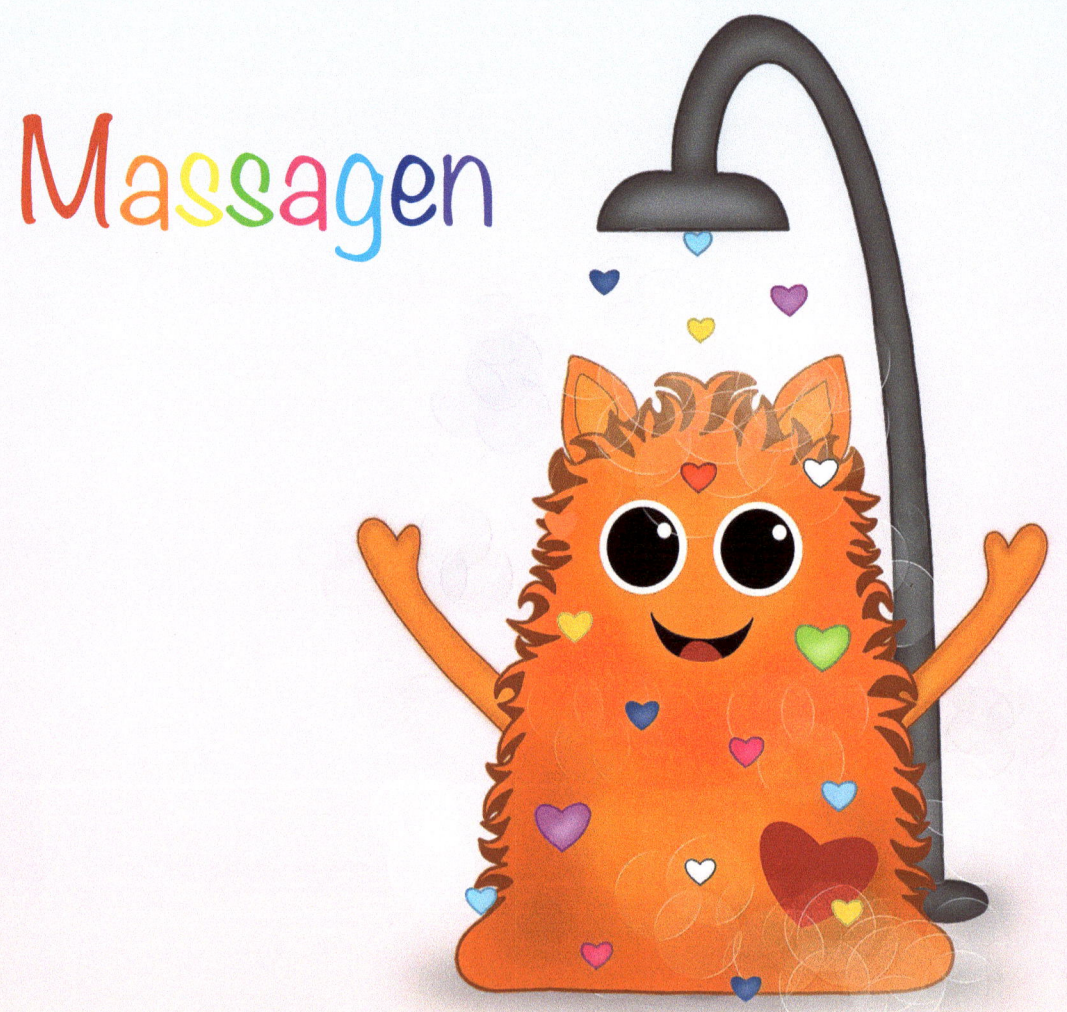

Die Bedeutung von Massagen für Kinder

Massagen sind nicht nur für Erwachsene wohltuend, sondern auch für Kinder von großem Nutzen. Sie fördern nicht nur das körperliche Wohlbefinden, sondern auch die emotionale und soziale Entwicklung der Kinder.

Regelmäßige Berührungen in Form von Massagen helfen, Stress abzubauen, den Schlaf zu verbessern und das Immunsystem zu stärken. Durch die sanfte Stimulation der Haut werden Hormone wie Oxytocin freigesetzt, die das Wohlbefinden steigern und eine tiefere Bindung zwischen Kind und Bezugsperson fördern.

Für Kinder, die unter Unruhe, Konzentrationsschwierigkeiten oder Ängsten leiden, können Massagen eine beruhigende und unterstützende Wirkung haben. Sie schaffen Momente der Entspannung und helfen den Kindern, besser mit ihren Gefühlen umzugehen.

In pädagogischen und therapeutischen Kontexten sind Massagen ein wertvolles Werkzeug, um die Körperwahrnehmung zu fördern und das Vertrauen in die eigenen Fähigkeiten zu stärken. Dabei sollten sie stets achtsam und liebevoll ausgeführt werden, um den individuellen Bedürfnissen des Kindes gerecht zu werden.

Ob in der Familie, in der Kita, Schule oder in der Therapie – Massagen sind eine einfache und wirksame Möglichkeit, Kinder auf ihrem Weg zu einem gesunden und glücklichen Leben zu unterstützen.

„Ruth's Wurzelmassage"
(Hände und Füße)

Anleitung:
Setze dich bequem hin. Reibe deine Hände aneinander, bis sie warm sind, und massiere dann sanft deine Fußsohlen in kreisenden Bewegungen. Wandere von den Fersen bis zu den Zehen.

Ziel:
Erdung und Förderung der Entspannung durch warme, feste Berührungen.

Dauer:
2 Minuten pro Fuß.

Erweiterung:
Kinder können dabei so tun, als ob sie Wurzeln in ihre Füße massieren.

Kontraindikationen:
Keine.

Altersempfehlung:
ab 3 Jahren.

„Kaleo's Sonnenbauch-Massage"
(Bauchmassage)

Anleitung:
Lege die Hände auf deinen Bauch und mache sanfte, kreisende Bewegungen im Uhrzeigersinn. Atme dabei ruhig ein und aus.

Ziel:
Förderung der inneren Ruhe und Bauchentspannung.

Dauer:
2 Minuten.

Erweiterung:
Kinder können sich vorstellen, dass sie eine warme Sonne im Bauch haben, die sie zum Strahlen bringen.

Kontraindikationen:
Nicht bei akuten Bauchschmerzen anwenden.

Altersempfehlung:
ab 3 Jahren.

„Emotio's Herzhand-Massage"
(Herzmassage)

Anleitung:
Reibe deine Hände warm und lege sie sanft auf deine Brust.
Mache kleine, kreisende Bewegungen und stelle dir vor, dass
dein Herz sich dabei entspannt.

Ziel:
Beruhigung der Emotionen und Stärkung der Selbstliebe.

Dauer:
1-2 Minuten.

Erweiterung:
Kinder können dabei ein Mantra sagen wie: „Ich bin ruhig und
stark."

Kontraindikationen:
Keine.

Altersempfehlung:
ab 3 Jahren.

„Brava's Löwenhände-Massage"
(Armmassage)

Anleitung:
Streiche mit einer Hand kräftig von der Schulter bis zum Handgelenk. Wechsle die Arme und wiederhole.

Ziel:
Spannungsabbau und Energieausgleich.

Dauer:
1 Minute pro Arm.

Erweiterung:
Kinder können sich vorstellen, dass sie Löwenkräfte in ihre Arme massieren.

Kontraindikationen:
Keine.

Altersempfehlung:
ab 3 Jahren.

„Heeli's Herzstrahl-Massage"
(Schultern)

Anleitung:
Lege die Hände auf die Schultern und knete sie sanft mit den Fingern. Atme tief ein und aus.

Ziel:
Lockerung der Schultermuskulatur und Entspannung.

Dauer:
2 Minuten.

Erweiterung:
Kinder können sich vorstellen, dass Liebe und Wärme in die Schultern fließen.

Kontraindikationen:
Keine.

Altersempfehlung:
ab 3 Jahren.

„Truto's Stirnstein"
(Stirnmassage)

Anleitung:
Lege zwei Finger auf die Mitte deiner Stirn und mache kleine Kreise. Wandere langsam zur Schläfe und zurück.

Ziel:
Förderung von Konzentration und Klarheit.

Dauer:
1-2 Minuten.

Erweiterung:
Kinder können sich vorstellen, dass ein magischer Stein leuchtet, während sie massieren.

Kontraindikationen:
Keine.

Altersempfehlung:
ab 3 Jahren.

„Rosalie's Schmetterlingsmassage"
(Gesichtsmassage)

Anleitung:
Streiche mit den Fingerspitzen sanft über Stirn, Wangen und Kinn, wie ein Schmetterling, der landet.

Ziel:
Entspannung und Beruhigung vor dem Schlafengehen.

Dauer:
1 Minute.

Erweiterung:
Kinder können flüsternd sagen, welcher Schmetterling sie massiert.

Kontraindikationen:
Keine.

Altersempfehlung:
ab 3 Jahren.

„Wetu's Sternenmassage"
(Rücken)

Anleitung:
Reibe deine Hände warm und lege sie auf deinen unteren Rücken.
Mache kleine, kreisende Bewegungen auf beiden Seiten der
Wirbelsäule.

Ziel:
Entspannung des Rückens und innere Ausgeglichenheit.
Dauer:
1-2 Minuten.

Erweiterung:
Kinder können sich vorstellen, dass sie Sternenstaub in den
Rücken massieren.

Kontraindikationen:
Keine.

Altersempfehlung:
ab 3 Jahren.

„Lilanda's Kronenstrahl"
(Kopfmassage)

Anleitung:
Lege die Fingerspitzen leicht auf deinen Kopf und mache kleine, kreisende Bewegungen über die Kopfhaut.

Ziel:
Entspannung und Förderung des Wohlbefindens.

Dauer:
2 Minuten.

Erweiterung:
Kinder können sich vorstellen, dass ein heller Lichtstrahl in den Kopf fließt.

Kontraindikationen:
Keine.

Altersempfehlung:
ab 3 Jahren.

„Monty`s Fußreise"
(Fußmassage)

Anleitung:
Drücke sanft mit deinen Daumen die Fußsohlen entlang, von der Ferse bis zu den Zehen.

Ziel:
Erdung und Entspannung nach einem langen Tag.

Dauer:
2 Minuten pro Fuß.
Erweiterung:
Kinder können erzählen, wohin ihre „Fußreise" geht.

Kontraindikationen:
Keine.

Altersempfehlung:
ab 3 Jahren.

Selbst-Massagen für Kinder – Hilfe bei Beschwerden

Selbst-Massagen sind eine einfache und wirkungsvolle Methode, Kindern bei körperlichen Beschwerden wie Bauchschmerzen, Kopfschmerzen oder Verspannungen zu helfen. Durch sanfte, angeleitete Berührungen lernen Kinder, sich selbst etwas Gutes zu tun und bewusst mit ihrem Körper umzugehen.

Bei Bauchschmerzen kann zum Beispiel eine kreisende Massage im Uhrzeigersinn auf dem Bauch helfen, die Verdauung zu unterstützen und Krämpfe zu lösen. Bei Kopfschmerzen können sanfte Druckbewegungen auf den Schläfen oder eine Kopfmassage zur Entspannung beitragen. Auch bei Verspannungen im Schulter- und Nackenbereich können Kinder durch gezielte Eigenmassage Erleichterung finden.

Selbst-Massagen fördern nicht nur die körperliche Entspannung, sondern auch das Körperbewusstsein und die Selbstwirksamkeit. Kinder lernen, ihre Beschwerden zu erkennen und aktiv etwas dagegen zu tun. Dabei ist es wichtig, die Techniken kindgerecht und spielerisch zu vermitteln, beispielsweise durch Geschichten oder kleine Rituale.

Eltern, Therapeut:innen und Pädagog:innen können Kinder dabei unterstützen, diese einfachen Übungen zu erlernen und regelmäßig in ihren Alltag einzubauen. So werden Selbst-Massagen zu einem wertvollen Werkzeug, das Kinder dabei unterstützt, achtsam und selbstbestimmt mit ihrem Wohlbefinden umzugehen.

„Ruth's Wadenkrampf-Löser"

Anleitung:
Drücke mit beiden Händen sanft auf die Wade und streiche die Muskeln in Richtung Knie aus. Wiederhole mit leichtem Druck.

Ziel:
Linderung von Wadenkrämpfen und Förderung der Durchblutung.

Dauer:
1-2 Minuten pro Bein.

Erweiterung:
Kinder können sich vorstellen, dass sie die „Krämpfe wegschieben".
Die Massage kann in Kombination mit Wechselduschen und einer leichten Bürstung angewendet werden, um die Durchblutung noch mehr zu fördern.

Kontraindikationen:
Nicht bei offenen Wunden anwenden.

Altersempfehlung:
Ab 4 Jahren.

„Kaleo's Bauchschmerz-Weg-Massage"

Anleitung:
Lege die Hände auf deinen Bauch und mache sanfte, kreisende Bewegungen im Uhrzeigersinn. Atme dabei ruhig ein und aus.

Ziel:
Förderung der inneren Ruhe und Bauchentspannung.

Dauer:
2 Minuten.

Erweiterung:
Kinder können sich vorstellen, dass sie eine warme Sonne im Bauch haben, die sie zum Strahlen bringen.

Kontraindikationen:
Nicht bei Koliken anwenden. Gegen den Uhrzeigersinn angewendet, kann die Massage Verstopfungen fördern.

Altersempfehlung:
ab 3 Jahren.

„Emotio's Stirnkühlung"
(gegen Kopfschmerzen)

Anleitung:
Lege deine kühlen Fingerspitzen auf die Stirn und streiche sanft nach außen zu den Schläfen.

Ziel:
Linderung von Spannungskopfschmerzen.

Dauer:
2 Minuten.

Erweiterung:
Leichtes Drücken der Schläfen.

Kontraindikationen:
Starke Kopfschmerzen, Migräne, Kopfverletzungen.

Altersempfehlung:
Ab 4 Jahren.

„Brava's Nackenentspannung"
(gegen Nackenschmerzen)

Anleitung:
Lege beide Hände an den Nacken, knete sanft die Muskeln mit den Fingern und mache kleine kreisende Bewegungen. Gehe dabei von der Schädelbasis bis zu den Schultern.

Ziel:
Lockerung verspannter Nackenmuskulatur und Schmerzlinderung.

Dauer:
2-3 Minuten.

Erweiterung:
Kinder können sich vorstellen, dass sie wie ein Löwe ihre Kraft in den Nacken zurückholen.

Kontraindikationen:
Nicht bei akuten Verletzungen oder Entzündungen.

Altersempfehlung:
Ab 4 Jahren.

„Heeli's Schulterstreichler"
(gegen Schulterverspannungen)

Anleitung:
Nimm eine Hand und drücke sanft auf die gegenüberliegende Schulter. Knete in kleinen Kreisen, und streiche danach die Schulter von oben nach unten aus. Wiederhole auf der anderen Seite.

Ziel:
Linderung von Schulterverspannungen.

Dauer:
1-2 Minuten pro Schulter.

Erweiterung:
Kinder können sich vorstellen, dass sie „Schwere" von den Schultern wegstreichen.

Kontraindikationen:
Nicht bei starken Schmerzen.

Altersempfehlung:
Ab 4 Jahren.

„Rosalie's Fußlockerung"
(gegen Fußschmerzen)

Anleitung:
Drücke mit den Daumen sanft auf den Ballen und die Ferse und streiche die Fußsohle in sanften, festen Bewegungen aus. Mache kreisende Bewegungen um die Zehen.

Ziel:
Entspannung der Fußmuskulatur nach langem Stehen oder Laufen.

Dauer:
2 Minuten pro Fuß.

Erweiterung:
Kinder können erzählen, wohin ihre Füße sie heute „getragen" haben.

Kontraindikationen:
Nicht bei Verletzungen anwenden.

Altersempfehlung:
Ab 5 Jahren.

„Truto's Augenentspannung"
(gegen müde Augen)

Anleitung:
Reibe die Hände aneinander, bis sie warm sind, und lege sie sanft über die geschlossenen Augen. Übe dabei keinen Druck aus, sondern genieße die Dunkelheit.

Ziel:
Entspannung der Augenmuskeln und Linderung von Überanstrengung.

Dauer:
1-2 Minuten.

Erweiterung:
Kinder können sich vorstellen, dass sie durch die Hände eine „magische Dunkelheit" sehen.

Kontraindikationen:
Nicht bei entzündeten Augen anwenden.

Altersempfehlung:
Ab 5 Jahren.

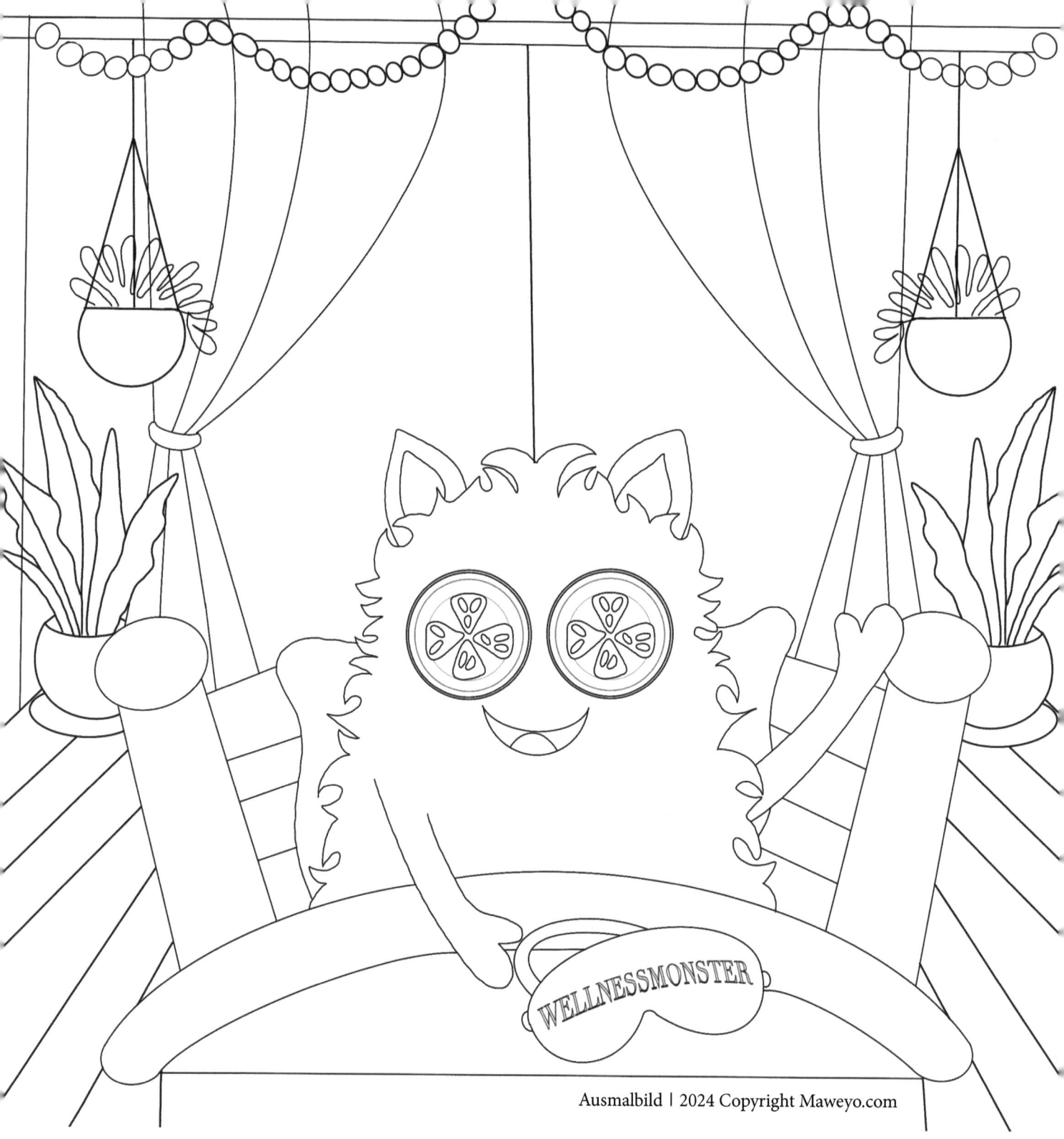

Wusstest Du, dass ...

Ausmalen eine nachgewiesene positive Wirkung auf Körper und Geist hat?
Es fördert die Entspannung, reduziert Stress und Angst, da es uns hilft, in einen meditativen Zustand zu gelangen.

Beim Ausmalen wird die Aufmerksamkeit auf einfache, wiederholende Bewegungen gelenkt, wodurch der Geist beruhigt und der Alltagsstress abgebaut wird.
Gleichzeitig fördert es die Konzentration und Achtsamkeit.

Das kreative Gestalten von Farben und Formen stimuliert zudem das Gehirn und steigert das Wohlbefinden. Auch die Feinmotorik wird durch die präzisen Bewegungen verbessert, was besonders für Kinder und ältere Menschen vorteilhaft ist.

Tipp: Damit ihr länger Freude an den Ausmalbildern aus diesem Buch habt, empfiehlt es sich, die Bilder zu kopieren.

„Monty's Rückenstreicher"
(Partnermassage bei Rückenschmerzen)

Anleitung:
Streiche mit beiden Händen über den unteren Rücken, dann nach oben zu den Schulterblättern. Mache kleine, kreisende Bewegungen an verspannten Stellen.

Ziel:
Lockerung der Rückenmuskulatur und Linderung von Schmerzen.

Dauer:
2-3 Minuten.

Erweiterung:
Kinder können sich vorstellen, dass sie die Rückenmuskeln „glatt streichen". Die untere Rückenmuskulatur können sie bei sich selbst massieren und sich vorstellen, dass sie einen Pizzateig kneten.

Kontraindikationen:
Nicht bei Wirbelsäulenverletzungen.

Altersempfehlung:
Ab 6 Jahren.

„Lilanda's wohltuende Kopfmassage"
(gegen Kopfdruck oder Spannungen)

Anleitung:
Lege die Fingerspitzen auf den Kopf und mache sanfte,
kreisende Bewegungen. Beginne an der Stirn und wandere über
die Kopfseiten bis zum Hinterkopf.

Ziel:
Linderung von Kopfdruck und Spannungsgefühlen.

Dauer:
2 Minuten.

Erweiterung:
Kinder können sich vorstellen, dass ein heller Lichtstrahl
durch den Kopf fließt und die Spannung auflöst.

Kontraindikationen:
Nicht bei offenen Wunden oder Kopfläsionen.

Altersempfehlung:
Ab 4 Jahren.

DIY Wellness

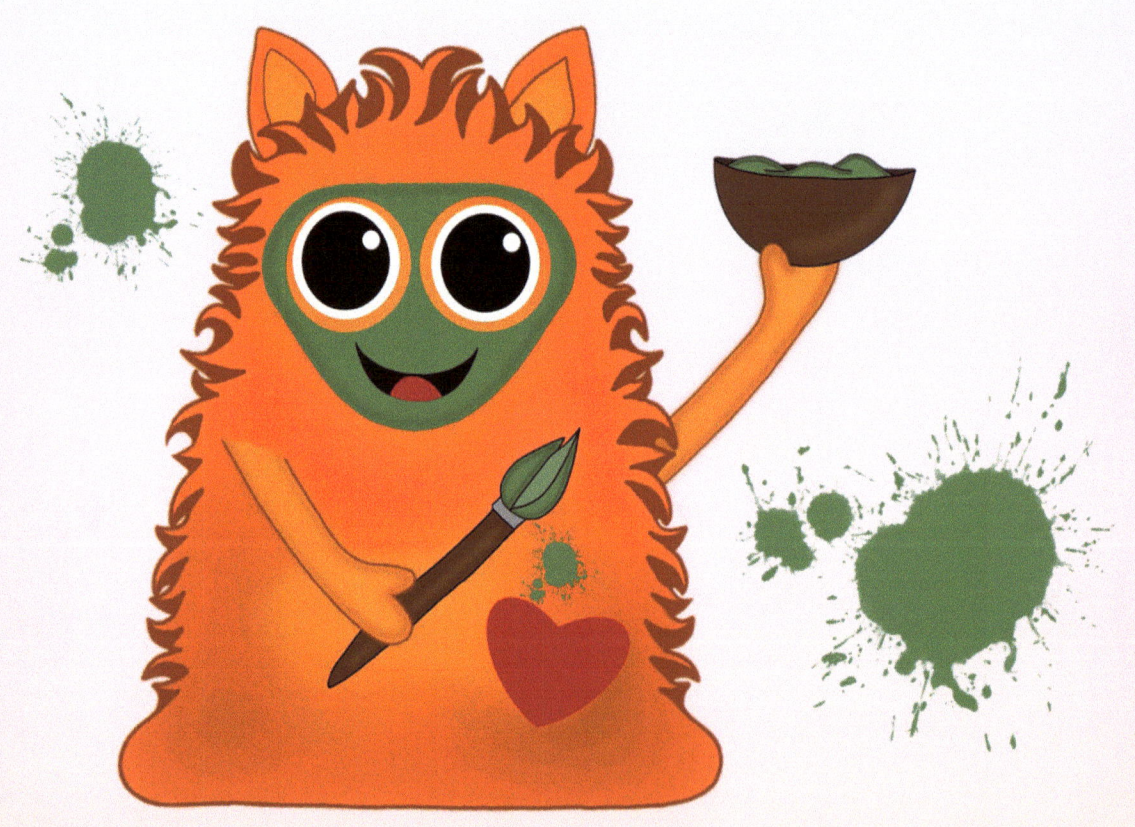

Warum Wellness für Kinder wichtig ist und wie Sie sie unterstützen können

Wellness ist nicht nur für Erwachsene wichtig – auch Kinder profitieren von bewussten Momenten der Entspannung und Selbstfürsorge. In einer immer hektischeren Welt hilft Wellness Kindern, innere Ruhe zu finden, Stress abzubauen und ein gesundes Körperbewusstsein zu entwickeln. Sie lernen, besser mit ihren Gefühlen umzugehen und sich selbst etwas Gutes zu tun, was langfristig ihre emotionale Resilienz und ihr Wohlbefinden stärkt.

Sie können Kinder dabei unterstützen, Wellness in ihren Alltag zu integrieren, indem Sie einfache und spielerische Methoden anbieten. DIY-Wellnessprojekte wie das Herstellen von Badekugeln, entspannenden Kräuterkissen oder pflegenden Körperölen fördern nicht nur Kreativität, sondern schaffen auch Bewusstsein für Selbstfürsorge. Kinder erleben, wie schön es ist, sich selbst zu verwöhnen, und entwickeln gleichzeitig ein Gefühl der Selbstwirksamkeit.

Eltern, Pädagog:innen und Therapeut:innen können durch achtsame Rituale und gemeinsame Wellness-Aktivitäten Kindern zeigen, wie wichtig es ist, auf sich selbst zu achten. So werden sie frühzeitig in ihrer Entwicklung unterstützt und auf ein gesundes, ausgeglichenes Leben vorbereitet.

„Rosalie's bunte Badekugeln"

Anwendungsgebiete:
Entspannung, beruhigende Badezeit, Förderung von Kreativität durch das Herstellen der Kugeln.

Indikationen:
Stress, innere Unruhe, Einschlafprobleme.

Kontraindikationen:
Nicht bei offenen Wunden oder Hautreizungen anwenden, Vorsicht bei Allergien gegen ätherische Öle.

Zutaten (für ca. 4 Kugeln):

- 200 g Natron
- 100 g Zitronensäure (Pulverform)
- 50 g Maisstärke
- 50 g Kokosöl (geschmolzen)
- Lebensmittelfarbe (nach Wunsch)
- 10 Tropfen ätherisches Lavendelöl (für Entspannung) oder Zitronenöl (für gute Laune)

Optional: getrocknete Blüten (z. B. Lavendel oder Ringelblume)

Altersempfehlung:
Ab 5 Jahren, unter Aufsicht eines Erwachsenen.

Anleitung:
1.   Trockene Zutaten (Natron, Zitronensäure, Maisstärke) in einer Schüssel vermengen.

2.   Kokosöl, ätherisches Öl und Lebensmittelfarbe hinzufügen.

3.   Die Mischung zu kleinen Kugeln formen und 24 Stunden trocknen lassen.

4.   Im warmen Badewasser sprudeln lassen und genießen!

„Monty's fröhliches Körperöl"

Anwendungsgebiete: Pflege der Haut, Massage zur Entspannung oder Aktivierung.

Indikationen: Trockene Haut, innerliche Unruhe, Bedarf an Nähe und Geborgenheit.

Kontraindikationen: Allergien gegen ätherische Öle oder empfindliche Hautstellen.

Zutaten (für ca. 100 ml):
- 80 ml Mandelöl oder Jojobaöl
- 20 ml Aloe Vera Gel
- 5 Tropfen ätherisches Zitronen-oder Orangenöl (aufmunternd)
- 5 Tropfen ätherisches Lavendelöl (beruhigend)

Altersempfehlung:
Ab 5 Jahren, geeignet für Eltern- Kind- Massagen.

Anleitung:
1. Mandelöl und Aloe Vera Gel in einer Flasche vermischen.
2. Ätherische Öle hinzufügen und gut schütteln.
3. Nach dem Duschen oder vor dem Schlafengehen sanft in die Haut einmassieren.

Tipp: Verwenden Sie Bioöle und testen Sie die Hautverträglichkeit.

„Lilanda's himmlische Entspannungskissen"

Anwendungsgebiete: Beruhigung, Einschlafhilfe, Förderung von Ritualen zur Schlafenszeit.

Indikationen: Schlafstörungen, innere Unruhe, Überforderung.

Kontraindikationen: Allergien gegen Kräuter oder empfindliche Atemwege.

Zutaten:
- 1 kleiner Stoffbeutel oder ein Stück Stoff mit Zugband
- Getrocknete Lavendelblüten (ca. 50 g)
- **Optional**: getrocknete Melisse oder Kamillenblüten

Altersempfehlung:
Ab 5 Jahren, für den Schlafbereich geeignet.

Anleitung:
1. Stoffbeutel mit getrockneten Lavendelblüten (und optional anderen Kräutern) füllen.
2. Beutel verschließen oder zunähen.
3. Auf das Kopfkissen legen oder in der Nähe des Bettes platzieren.

„Truto's sprudelnde Fußsprudel-Tabs"

Anwendungsgebiete: Entspannung der Füße, Förderung der Durchblutung, Spaß bei der Anwendung.

Indikationen: Unruhige Beine, Erschöpfung nach einem aktiven Tag.

Kontraindikationen: Nicht bei offenen Wunden oder entzündeter Haut anwenden.

Zutaten (für ca. 6 Tabs):
- 150 g Natron
- 50 g Zitronensäure
- 50 g Maisstärke
- 50 g Kokosöl (geschmolzen)
- 10 Tropfen ätherisches Pfefferminz- oder Zitronenöl

Altersempfehlung: Ab 5 Jahren, mit Aufsicht eines Erwachsenen.

Anleitung:
1. Natron, Zitronensäure und Maisstärke in einer Schüssel vermischen.
2. Geschmolzenes Kokosöl und ätherisches Öl hinzufügen.
3. Mischung in Silikonförmchen drücken und 24 Stunden trocknen lassen.
4. Ein Tab in eine Schüssel mit warmem Wasser geben und die Füße entspannen lassen.

Achtsamkeits-Übungen

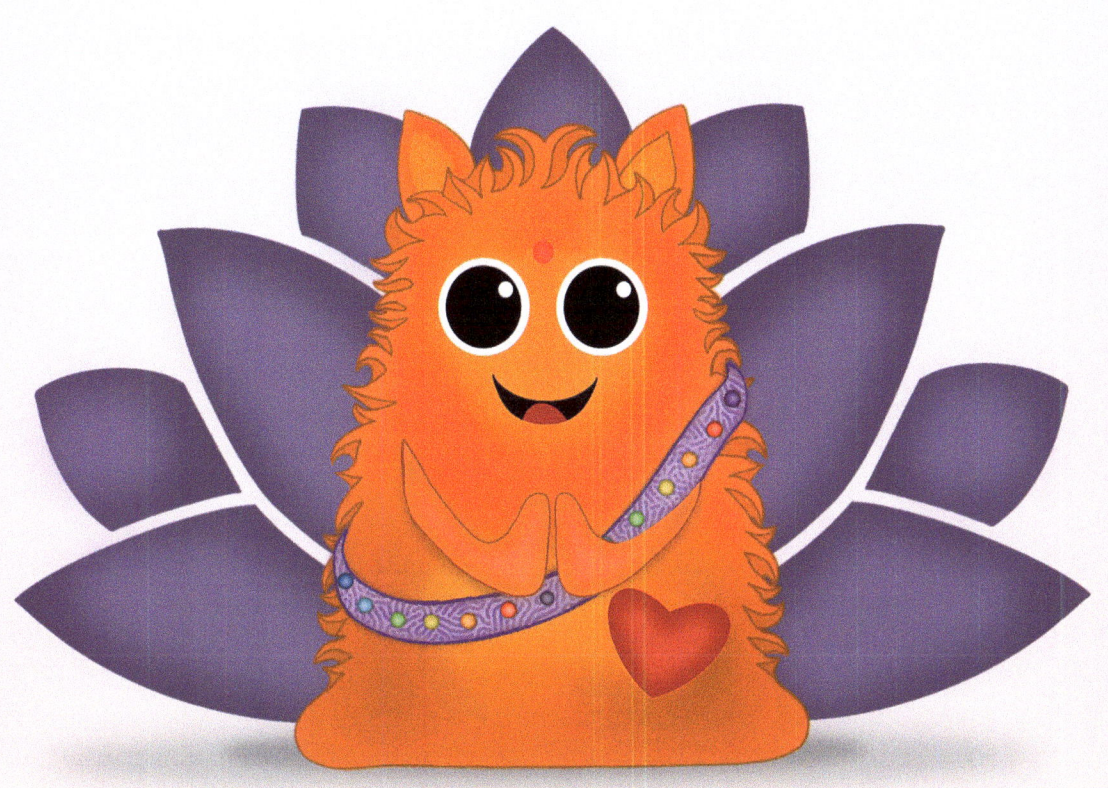

Warum Achtsamkeitsübungen für Kinder wichtig sind und wie Sie sie unterstützen können

Achtsamkeitsübungen helfen Kindern, ihre innere Ruhe zu finden, ihre Emotionen besser zu verstehen und sich auf den Moment zu konzentrieren. In einer Welt, die oft von Hektik und Reizüberflutung geprägt ist, bieten Achtsamkeitsübungen einen wertvollen Ausgleich. Sie fördern die Konzentration, reduzieren Stress und stärken das Selbstbewusstsein der Kinder.

Durch regelmäßige Achtsamkeitsübungen lernen Kinder, wie sie mit Herausforderungen wie Unruhe, Ängsten oder Frustration besser umgehen können. Diese Fähigkeit unterstützt sie nicht nur im Alltag, sondern auch langfristig in ihrer emotionalen und sozialen Entwicklung.

Wir, als Eltern, Pädagog:innen und Therapeut:innen können Kinder auf spielerische Weise an Achtsamkeit heranführen. Übungen wie bewusstes Atmen, achtsames Beobachten der Natur oder kreative Rituale machen Spaß und sind leicht in den Alltag zu integrieren. Wichtig ist, die Übungen altersgerecht und ohne Druck zu gestalten, damit Kinder Freude daran haben und die positiven Effekte spüren können.

Mit unserer Unterstützung können Kinder die Kraft der Achtsamkeit entdecken und daraus Energie und Gelassenheit schöpfen - eine wertvolle Grundlage für ein ausgeglichenes und glückliches Leben.

Monty's Pusteblumen-Spaß

Ziel:
Förderung der Atmung und Achtsamkeit durch bewusstes Ausatmen.

Indikation:
Stress, Unruhe, Konzentrationsprobleme.

Kontraindikationen:
Atemwegsprobleme wie Asthma (nur sanft ausführen).

Dauer:
5-10 Minuten.

Mögliche Erweiterungen:
Gemeinsam Geschichten über die Reise der Pusteblumen erfinden.

Altersempfehlung:
Ab 3 Jahren.

Materialien: Pusteblumen oder alternativ Wattebäusche.

Anleitung:
- Das Kind nimmt eine Pusteblume (oder Wattebausch) und sanft.
- Dabei zählt es langsam bis drei. Wiederholen und beobachten, wohin die Samen fliegen.

Ruth's Entdeckungen in der Natur

Ziel: Achtsamkeit für die Umgebung und Förderung der Konzentration.

Indikation:
Überforderung, innere Unruhe.

Kontraindikationen:
Keine, außer bei Unverträglichkeiten gegen bestimmte Pflanzen.

Dauer:
10-15 Minuten.

Mögliche Erweiterungen: Naturmaterialien sammeln und basteln.

Altersempfehlung:
Ab 3 Jahren.

Materialien:
Spaziergang in der Natur, Sammelbeutel.

Anleitung:
*   Gemeinsam kleine Dinge in der Natur suchen (z. B. Blätter, Steine, Blumen).
*   Das Kind beschreibt die Farben, Formen oder Gerüche der Fundstücke.

Emotio's Sonnenstrahlen-Meditation

Ziel:
Förderung von Ruhe und positiver Energie.

Indikation:
Stress, Ängste, schlechte Laune.

Kontraindikationen:
Keine.

Dauer:
5-10 Minuten.

Mögliche Erweiterungen: Die Sonne in Bildern malen oder ein Sonnenlied singen.

Altersempfehlung:
Ab 4 Jahren.

Materialien:
Sonniger Platz oder ein gemütlicher Raum mit Decke.

Anleitung:
- Das Kind setzt sich an einen sonnigen Platz.
- Die Augen werden geschlossen, und das Kind spürt die Wärme der Sonne auf der Haut.

Brava's Klangreise

Ziel:
Förderung der akustischen Wahrnehmung und Entspannung.

Indikation:
Unruhe, Schlafprobleme.

Kontraindikationen:
Empfindlichkeit gegenüber Geräuschen.

Dauer:
10 Minuten.

Mögliche Erweiterungen:
Eigene Klänge mit Instrumenten
erzeugen.

Altersempfehlung:
Ab 3 Jahren.

Materialien: Klangschale oder Glockenspiel (alternativ
Alltagsgegenstände).

Anleitung:
- Klänge erzeugen und das Kind bitten, genau hinzuhören.
- Fragen: „Wo hörst du den Klang? Wie lange klingt er nach?"

Rosalie's Regenbogenreise

Ziel:
Förderung der Fantasie und Entspannung.

Indikation:
Langeweile, schlechte Laune, Überforderung.

Kontraindikationen:
Keine.

Dauer:
10 Minuten.

Mögliche Erweiterungen:
Den Regenbogen malen oder Regenbogen-Lieder singen.

Altersempfehlung:
Ab 4 Jahren.

Materialien:
Gemütlicher Platz, Decke.

Anleitung:
- Erzählen Sie eine Geschichte, in der das Kind einen Regenbogen entlangwandert.
- Farben und Gefühle beschreiben, z. B. „Wie fühlt sich das Gelb an?"

Kaleo's Luftballon-Atmung

Ziel:
Förderung der bewussten Atmung und Entspannung.

Indikation:
Unruhe, Ängste, Wut.

Kontraindikationen:
Atemwegserkrankungen.

Dauer:
5 Minuten.

Mögliche Erweiterungen:
Echte Luftballons aufblasen.

Altersempfehlung:
Ab 3 Jahren.

Materialien:
Imaginärer Luftballon.

Anleitung:

- Das Kind stellt sich vor, es pustet einen Luftballon auf.
- Mit jedem Atemzug „wächst" der Ballon.

Wetu's Wolkensuche

Ziel:
Förderung der Entspannung und Kreativität durch visuelle Wahrnehmung.

Indikation:
Überforderung, Unruhe.

Kontraindikationen:
Keine.

Dauer:
10 Minuten.

Mögliche Erweiterungen:
Wolkenbilder malen oder Geschichten über Wolken erzählen.

Altersempfehlung:
Ab 3 Jahren.

Materialien:
Offener Himmel.

Anleitung:
- Das Kind legt sich hin und beobachtet die Wolken.
- Es beschreibt, welche Formen und Figuren es sieht.

Heeli's Glückssteine

Ziel:
Förderung der Konzentration und Achtsamkeit durch taktile Wahrnehmung.

Indikation:
Unruhe, Konzentrationsprobleme.

Kontraindikationen:
Keine.

Dauer:
10 Minuten.

Mögliche Erweiterungen:
Die Steine bemalen.

Altersempfehlung:
Ab 3 Jahren.

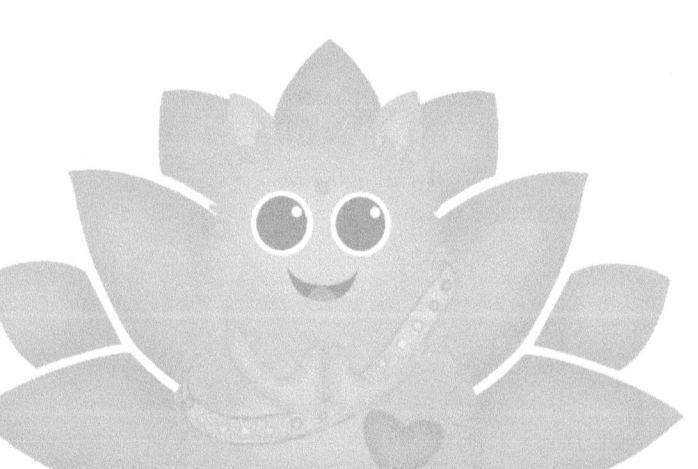

Materialien:
Glatte Steine.

Anleitung:

- Das Kind wählt einen Stein und fühlt die Oberfläche.
- Fragen: „Ist er glatt, warm, rau? Was macht ihn besonders?"

Ruth's Blätterzauber

Ziel:
Förderung der Feinmotorik und Achtsamkeit.

Indikation:
Stress, Langeweile.

Kontraindikationen:
Keine.

Dauer:
15 Minuten.

Mögliche Erweiterungen:
Ein Blätterbild kleben.

Altersempfehlung:
Ab 4 Jahren.

Materialien:
Herbstblätter, Papier, Kleber.

Anleitung:
* Das Kind sammelt Blätter und betrachtet deren Formen und Farben.
* Es kann die Blätter zu einem Bild legen oder aufkleben.

Lilanda's Glückslicht

Ziel:
Förderung der inneren Ruhe und positiven Gefühle.

Indikation:
Schlechte Laune, Ängste, Unruhe.

Kontraindikationen:
Keine, Vorsicht bei echten Kerzen.

Dauer:
5-10 Minuten.

Mögliche Erweiterungen:
Gemeinsam ein „Wunschlicht" basteln.

Altersempfehlung:
Ab 3 Jahren.

Materialien:
LED-Kerze oder echte Kerze (unter Aufsicht).

Anleitung:
- Das Kind schaut ruhig in das Licht und denkt an schöne Dinge, die es glücklich machen.
- Gemeinsam Wünsche oder Träume äußern.

Atem- Übungen

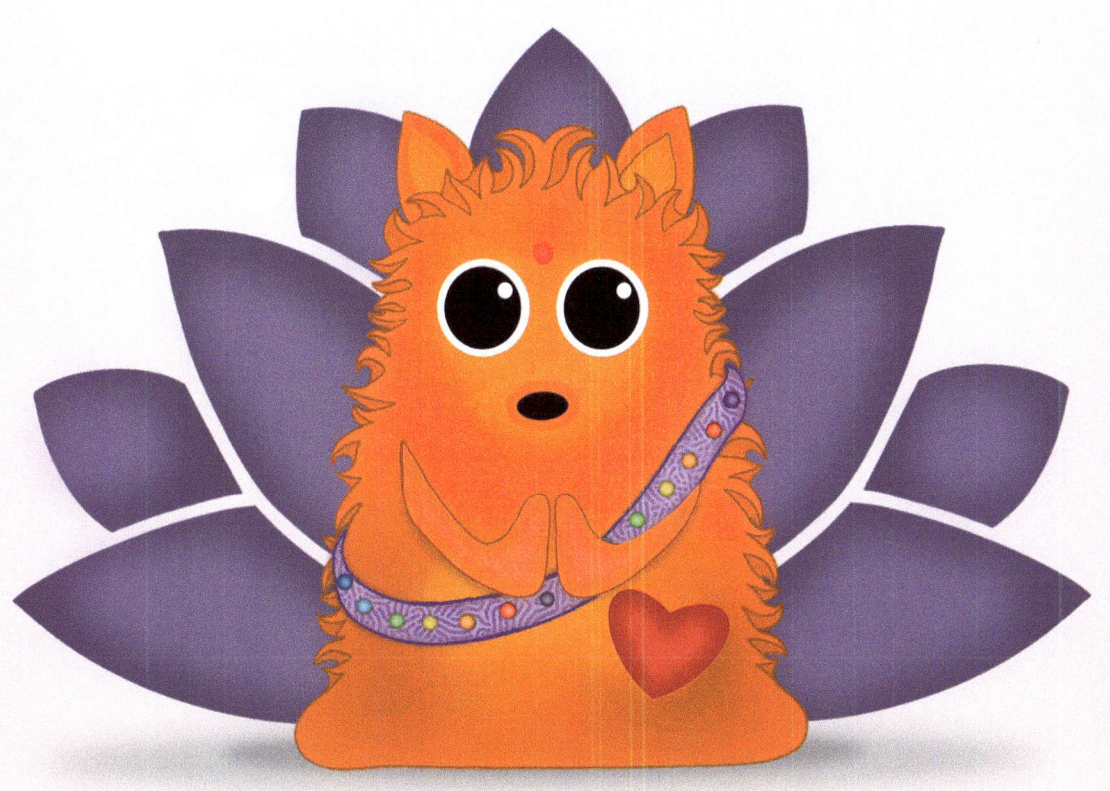

Warum Atemübungen für Kinder wichtig sind und wie man sie in den Alltag integriert

Atemübungen sind eine einfache, aber effektive Methode, um Kinder bei der Entspannung, Stressbewältigung und Konzentration zu unterstützen. Durch bewusste Atemtechniken lernen Kinder, ihren Körper und ihre Gefühle besser wahrzunehmen und in herausfordernden Situationen Ruhe zu bewahren. Sie fördern die Selbstregulation, reduzieren innere Unruhe und helfen, Ängste abzubauen.

Eltern, Therapeut:innen und Pädagog:innen können Atemübungen spielerisch in den Alltag integrieren. Beispiele sind „Kerzenpusten", bei dem Kinder langsam „eine Kerze auspusten", oder „Ballonatmung", bei der sie sich vorstellen, einen großen Ballon mit tiefen Atemzügen aufzublasen. Diese Übungen lassen sich unkompliziert vor dem Schlafengehen, in einer Pause oder als Teil eines Morgenrituals durchführen.

Wichtig ist, Atemübungen kindgerecht und mit Freude zu gestalten. Mit kurzen, regelmäßigen Einheiten von 2-5 Minuten können Kinder die positiven Effekte direkt spüren und langfristig von einer bewussteren Atmung profitieren – eine wertvolle Ressource für ihre körperliche und emotionale Gesundheit.

Kaleo's Ballon-Atmung

Ziel:
Förderung der Entspannung und Stärkung der bewussten Atmung.

Indikation:
Unruhe, Stress, Konzentrationsprobleme.

Kontraindikationen:
Atemwegsprobleme (nur sanft ausführen).

Dauer:
3-5 Minuten.

Mögliche Erweiterungen:
Luftballons aufblasen (mit echten Ballons).

Altersempfehlung:
Ab 3 Jahren.

Materialien: Optional: Echte Luftballons.

Anleitung:
- Das Kind stellt sich vor, es pustet einen riesigen, farbigen Ballon auf.
- Es atmet tief durch die Nase ein und pustet dann durch den Mund ganz langsam „Luft" in den imaginären Ballon.
- Nach einigen Wiederholungen „lässt" es den Ballon fliegen, indem es die Luft schnell ausatmet.

Truto's Atemübung gegen Wut

Ziel:
Reduzieren von Wut und Frustration durch gezielte Atemkontrolle.

Indikation:
Wutanfälle, Frustration, starke Emotionen.

Kontraindikationen: Keine.

Dauer:
2-5 Minuten.

Mögliche Erweiterungen: D
ie Übung mit Bewegung (z. B. Stampfen) kombinieren.

Altersempfehlung: Ab 3 Jahren.

Materialien: Kein Material nötig.

Anleitung:
- Das Kind atmet durch die Nase tief ein und stellt sich vor, es sammelt alle Wut ein.
- Beim Ausatmen durch den Mund „pustet" es die Wut wie einen Drachenatem weg, dabei kann es einen lauten „Haa"-Laut machen.
- Wiederholen, bis sich das Kind ruhiger fühlt.

Kaleo's Kerzenpusten

Ziel:
Beruhigung und Förderung der Konzentration durch langsames Ausatmen.

Indikation:
Stress, innere Unruhe, Einschlafprobleme.

Kontraindikationen:
Keine.

Dauer:
3 Minuten.

Mögliche Erweiterungen:
Echte Kerzen oder LED-Kerzen verwenden.

Altersempfehlung:
Ab 3 Jahren.

Materialien:
Optional: LED-Kerze oder imaginäre Kerze.

Anleitung:
- Das Kind stellt sich eine brennende Kerze vor.
- Es atmet langsam durch die Nase ein und pustet die imaginäre Flamme sanft aus, sodass sie nur flackert.
- Wiederholen und dabei die Ausatmung immer länger gestalten.

Brava's Glücksblasen

Ziel:
Förderung der guten Laune und Entspannung durch spielerische Atmung.

Indikation:
Traurigkeit, schlechte Laune, Stress.

Kontraindikationen:
Keine.

Dauer:
5 Minuten.

Mögliche Erweiterungen:
Mit Seifenblasen arbeiten.

Altersempfehlung: Ab 3 Jahren.

Materialien:
Optional: Seifenblasenfläschchen.

Anleitung:
- Das Kind stellt sich vor, es pustet magische Glücksblasen.
- Es atmet tief durch die Nase ein und pustet langsam durch den Mund aus, während es sich vorstellt, wie farbige Blasen fliegen.
- Mit echten Seifenblasen kann das Ritual verstärkt werden.

Emotio's Baum-Atmung

Ziel:
Förderung von Erdung und innerer Balance durch langsame, bewusste Atmung.

Indikation:
Überforderung, innere Unruhe, Konzentrationsschwierigkeiten.

Kontraindikationen: Keine.

Dauer:
5 Minuten.

Mögliche Erweiterungen: Die Übung draußen an einem Baum durchführen.

Altersempfehlung: Ab 4 Jahren.

Materialien: Kein Material nötig, optional Naturumgebung.

Anleitung:
- Das Kind stellt sich vor, es ist ein großer, starker Baum.
- Mit jedem tiefen Atemzug durch die Nase „wurzelt" der Baum tiefer in der Erde.
- Beim langsamen Ausatmen durch den Mund wachsen die Äste weiter nach oben.
- Die Bewegung mit den Armen (hoch und runter) kann die Übung verstärken.

Gute-Nacht-Rituale

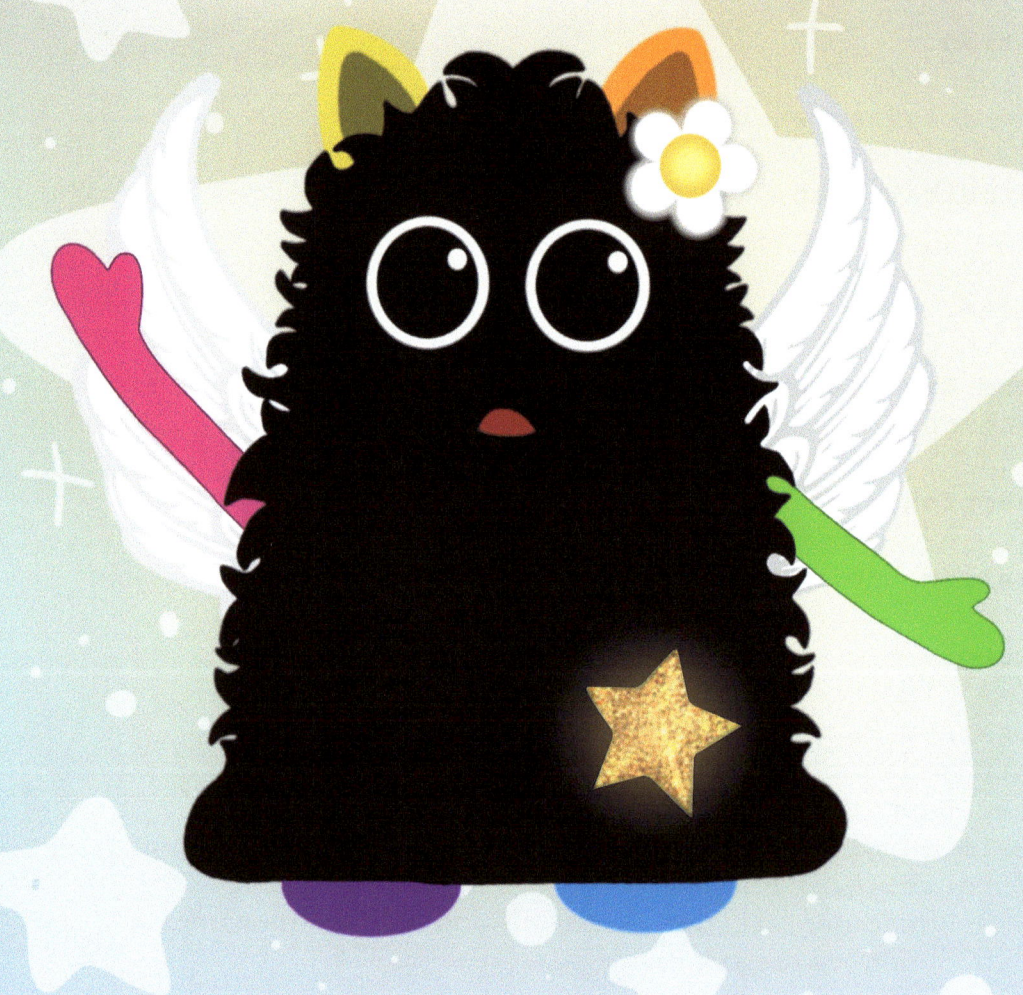

Warum Gute-Nacht-Rituale für Kinder wichtig sind

Gute-Nacht-Rituale sind wertvoll, um Kindern den Übergang vom aktiven Tag zur entspannten Nacht zu erleichtern. Sie geben dem Kind Struktur und Sicherheit, schaffen eine beruhigende Atmosphäre und helfen dabei, den Körper und Geist auf den Schlaf vorzubereiten.

Rituale fördern nicht nur die Entspannung, sondern stärken auch die Bindung zwischen Eltern und Kind. Gemeinsame Momente wie das Vorlesen, sanftes Sprechen oder kleine Achtsamkeitsübungen schaffen Geborgenheit und Vertrauen.

Kinder, die regelmäßig durch liebevoll gestaltete Rituale in den Schlaf begleitet werden, fühlen sich sicherer und schlafen oft besser ein. Diese ruhigen Abendrituale unterstützen zudem die emotionale und soziale Entwicklung, da sie den Tag positiv abschließen und Stress reduzieren.

Gute-Nacht-Rituale müssen nicht aufwendig sein. Wichtig ist, dass sie regelmäßig und mit viel Liebe durchgeführt werden. Sie sind eine wertvolle Investition in das Wohlbefinden und die gesunde Entwicklung des Kindes.

Ruth's Geborgenheits-Ritual

Einleitung:

Dieses Ritual schenkt dem Kind ein Gefühl von Sicherheit und Geborgenheit, perfekt für einen entspannten Übergang in die Nacht.

Entspannungsreise:

• „Schließe deine Augen und stelle dir vor, du liegst in einer weichen, warmen Wolke. Sie wiegt dich sanft hin und her und flüstert dir zu: ‚Du bist sicher, und ich beschütze dich. Du fühlst dich warm, weich und ganz geborgen.

Altersempfehlung:
Ab 3 Jahren.

Materialien:
Kuscheldecke oder ein besonderes Kuscheltier, wie zum Beispiel das Lieblings- Wellnessmonster mit seinem Lavendelsäckchen.

Truto's Dankbarkeits-Ritual

Einleitung:

Ein Dankbarkeitsritual hilft Kindern, den Tag mit positiven Gedanken abzuschließen und ruhig einzuschlafen.

Entspannungsreise:

• „Schließe deine Augen und denke an drei Dinge, die dich heute glücklich gemacht haben. Vielleicht war es ein Lächeln, ein schöner Moment beim Spielen oder etwas Leckeres zu essen. Stell dir diese Momente wie leuchtende Sterne vor, die über deinem Bett funkeln und dich sanft in den Schlaf begleiten."

Altersempfehlung:
Ab 5 Jahren.

Materialien:
Kein Material nötig, optional ein Dankbarkeitstagebuch für Dankbarkeitsmomente.

Kaleo's Lichtfunken-Ritual

Einleitung:

Dieses Ritual beruhigt durch die Vorstellung von leuchtenden, beruhigenden Lichtpunkten, die den Körper entspannen.

Entspannungsreise:

• „Stell dir vor, ein kleines, warmes Licht wandert durch deinen Körper. Es beginnt an deinen Zehen und breitet sich langsam aus – in deine Beine, deinen Bauch, deine Arme und schließlich in deinen Kopf. Überall, wo das Licht hinkommt, fühlst du dich ganz entspannt und ruhig."

Altersempfehlung:
Ab 4 Jahren.

Materialien:
Optionale LED-Kerze oder Nachtlicht.

Lilanda's Wolkenflug-Ritual

Einleitung:

Ein fantasievolles Ritual, bei dem Kinder sich auf eine sanfte Reise in den Himmel begeben und sich von Wolken tragen lassen.

Entspannungsreise:

• „Schließe deine Augen und stelle dir vor, du liegst auf einer riesigen, weichen Wolke. Sie schwebt sanft durch den Himmel. Du siehst die Sterne glitzern und fühlst, wie die Wolke dich sicher hält. Sie flüstert dir zu: ‚Alles ist gut, du kannst ruhig schlafen.'"

Altersempfehlung:
Ab 3 Jahren.

Materialien:
Kuscheldecke und ein entspannender Duft wie Lavendel (z. B. als Kissenspray).

Monty's Regenbogen-Ritual

Einleitung:

Dieses Ritual verbindet Farben mit Gefühlen, um den Tag positiv abzuschließen und inneren Frieden zu finden.

Entspannungsreise:

- „Schließe deine Augen und stelle dir einen wunderschönen Regenbogen vor. Jeder seiner Farben schenkt dir etwas Besonderes: Rot gibt dir Mut, Orange macht dich fröhlich, Gelb schenkt dir Wärme, Grün gibt dir Ruhe, Blau bringt dir Frieden, und Lila lässt dich träumen. Stell dir vor, der Regenbogen legt sich wie eine Decke um dich und hält dich die ganze Nacht sicher."

Altersempfehlung:
Ab 4 Jahren.

Materialien:
Kein Material nötig, optional ein buntes Nachtlicht.

Yoga-Übungen

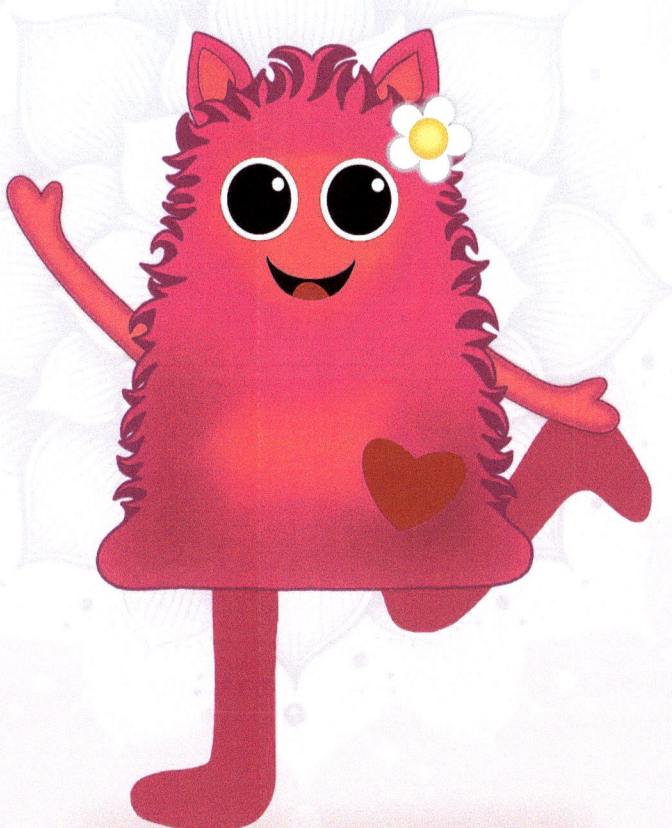

Wusstest Du, dass ...

ein wichtiger Bestandteil von Yoga die Verbindung von Atem, Bewegung und Achtsamkeit ist?
Diese Kombination hilft Kindern, ihre Körperwahrnehmung zu stärken, Emotionen besser zu regulieren und sich selbst mit mehr Mitgefühl und Verständnis zu begegnen.

Darüber hinaus unterstützt Yoga die Entwicklung von Resilienz, also der Fähigkeit, mit Herausforderungen umzugehen. Dies ist besonders wichtig in einer Welt, die von Reizüberflutung und Leistungsdruck geprägt ist. Kinder, die regelmäßig Yoga praktizieren, lernen, wie sie sich entspannen, zur Ruhe kommen und neue Energie schöpfen können.

Die positiven Effekte von Yoga sind so beeindruckend, dass es inzwischen häufig in Schulen, Kindergärten und therapeutischen Kontexten eingesetzt wird. Kinder profitieren von einem stärkeren Selbstbewusstsein, einem gesunden Körper und einer inneren Ruhe, die ihnen hilft, ihren Alltag mit mehr Leichtigkeit zu meistern.

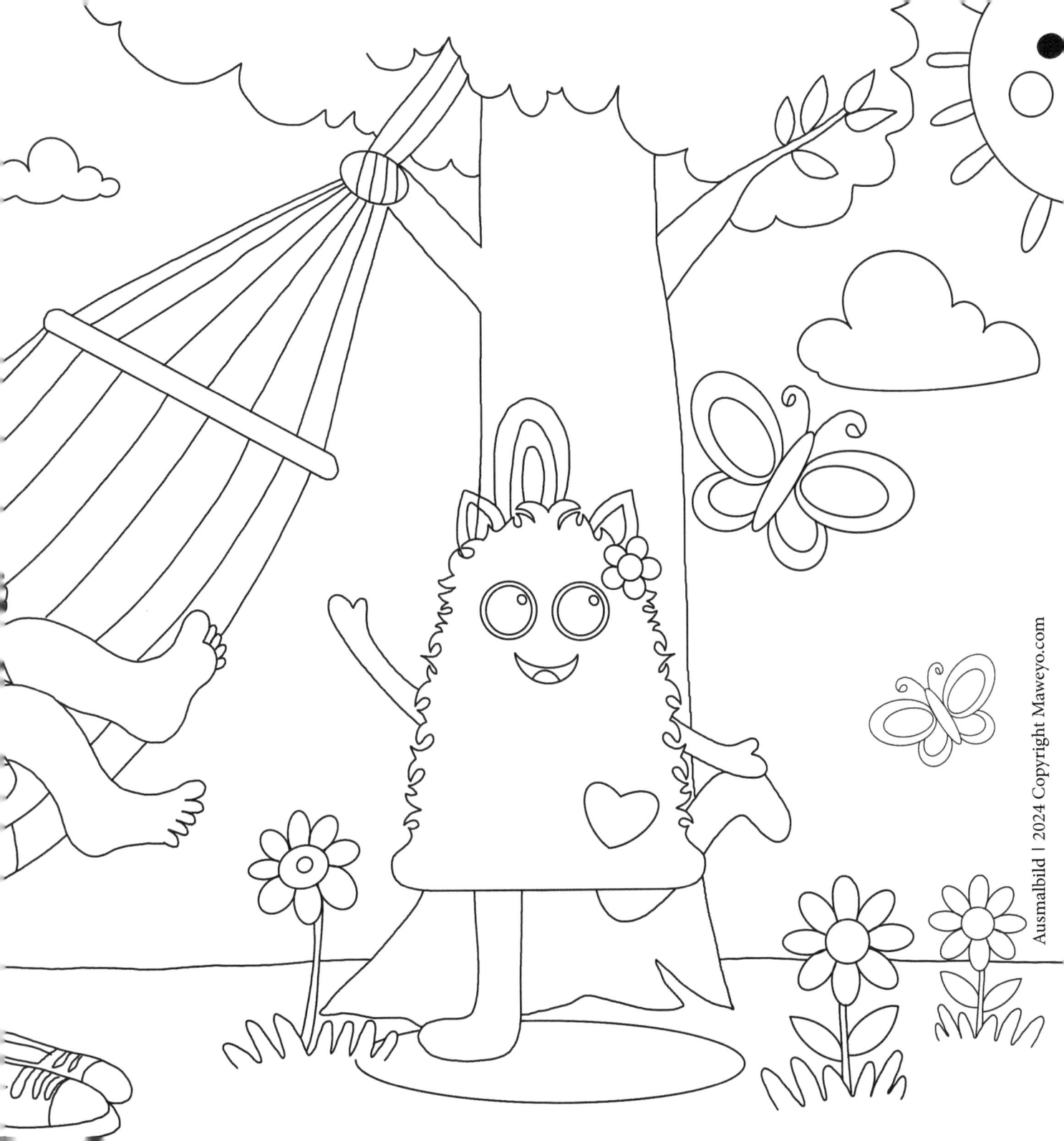

Warum Yogaübungen für Kinder wichtig sind und wie sie in den Alltag integriert werden können

Yogaübungen bieten Kindern eine spielerische Möglichkeit, Körper und Geist in Einklang zu bringen. Sie fördern die Beweglichkeit, stärken die Muskulatur und verbessern die Körperwahrnehmung. Gleichzeitig helfen Yogaübungen, Stress abzubauen, die Konzentration zu steigern und ein inneres Gleichgewicht zu finden.

Durch Yoga lernen Kinder, sich selbst besser wahrzunehmen und auf ihre Bedürfnisse zu achten – eine wichtige Fähigkeit, die ihnen langfristig hilft, mit Herausforderungen umzugehen. Darüber hinaus stärkt Yoga das Selbstbewusstsein und kann emotionale Resilienz aufbauen.

Eltern, Therapeut:innen und Pädagog:innen können Yoga ganz einfach in den Alltag integrieren. Kurze, kindgerechte Übungen wie „der Baum", „die Katze" oder „der Schmetterling" lassen sich gut in Morgen- oder Abendrituale, Spielpausen oder Entspannungsphasen einbauen. Wichtig ist, die Übungen spielerisch und ohne Leistungsdruck zu gestalten.

Mit nur wenigen Minuten Yoga pro Tag schenken Sie Kindern nicht nur Bewegung und Entspannung, sondern auch ein wertvolles Werkzeug, um den Alltag bewusster und ausgeglichener zu erleben.

Kaleo's Sonnengruß

Ziel:
Aktivierung des Körpers am Morgen und Förderung der Beweglichkeit.

Indikation:
Morgenmüdigkeit, Antriebslosigkeit, Konzentrationsförderung.

Kontraindikationen:
Bei Rückenschmerzen nur sanft ausführen.

Dauer: 3-5 Minuten.

Mögliche Erweiterungen: Mit Sonnenliedern oder Atemübungen kombinieren.

Altersempfehlung: Ab 3 Jahren.

Materialien: Yogamatte oder Teppich.

Anleitung:
- Das Kind steht gerade und hebt die Arme wie eine Sonne über den Kopf.
- Mit einer Vorbeuge „strahlen" die Sonnenstrahlen zur Erde.
- Es geht in die Hocke und berührt den Boden (wie ein kleiner Samen) und kommt dann wieder nach oben.
- Die Bewegung wird in einem ruhigen Fluss wiederholt.

Ruth ist ein Baum

Ziel:
Förderung der Balance und inneren Ruhe.

Indikation:
Unruhe, Konzentrationsprobleme.

Kontraindikationen:
Schwierigkeiten mit dem Gleichgewicht
(nur mit Unterstützung).

Dauer:
2-3 Minuten.

Mögliche Erweiterungen:
Den Baum mit Geschichten über die
Natur verbinden.

Altersempfehlung: Ab 4 Jahren.

Materialien: Kein Material nötig.

Anleitung:
- Das Kind steht auf einem Bein, das andere wird angewinkelt und gegen das Standbein gelegt.
- Die Arme wachsen wie Äste nach oben.
- Das Kind bleibt so ruhig wie möglich stehen, wie ein Baum im Wind.

Kaleo's Schmetterlingsflug

Ziel:
Entspannung der Hüften und Förderung der Kreativität.

Indikation:
Stress, innere Unruhe, körperliche Anspannung.

Kontraindikationen:
Keine.

Dauer:
3-5 Minuten.

Mögliche Erweiterungen: Farben und Geschichten über Schmetterlinge einbauen.

Altersempfehlung: Ab 3 Jahren.

Materialien: Yogamatte oder Teppich.

Anleitung:
- Das Kind setzt sich mit den Fußsohlen zusammen und lässt die Knie nach außen fallen.
- Es bewegt die Knie sanft auf und ab wie die Flügel eines Schmetterlings.
- Dabei kann das Kind fantasieren, welche Blumen der Schmetterling besucht.

Heeli's Katzen-Rückenstrecker

Ziel:
Förderung der Wirbelsäulenbeweglichkeit und Entspannung des
Rückens.

Indikation:
Verspannungen, Stress, Unruhe.

Kontraindikationen:
Keine.

Dauer:
3-5 Minuten.

Mögliche Erweiterungen:
Katzenbewegungen mit Geräuschen wie Miauen ergänzen.

Altersempfehlung:
Ab 3 Jahren.

Materialien: Yogamatte oder Teppich.

Anleitung:
- Das Kind geht auf alle Viere (Katzenhaltung).
- Beim Einatmen macht es einen Katzenbuckel, beim Ausatmen lässt es den Rücken durchhängen wie eine glückliche Katze.
- Das Kind kann dabei „Miau" oder „Schnurr"-Geräusche machen.

Rosalie's Regenbogenbrücke

Ziel:
Förderung der Flexibilität und Stärkung des Rumpfs.

Indikation:
Energieaufbau, schlechte Laune.

Kontraindikationen:
Keine. Bei Rückenproblemen jedoch sanft ausführen.

Dauer:
3-5 Minuten.

Mögliche Erweiterungen:
Farben des Regenbogens visualisieren.

Altersempfehlung:
Ab 4 Jahren.

Materialien: Yogamatte oder Teppich.

Anleitung:
- Das Kind legt sich auf den Rücken, stellt die Füße auf und hebt das Becken in die Luft - wie eine Brücke.
- Es hält die Position kurz und stellt sich vor, wie ein Regenbogen durch die Brücke scheint.
- Langsam absenken und wiederholen.

Entspannungsreisen

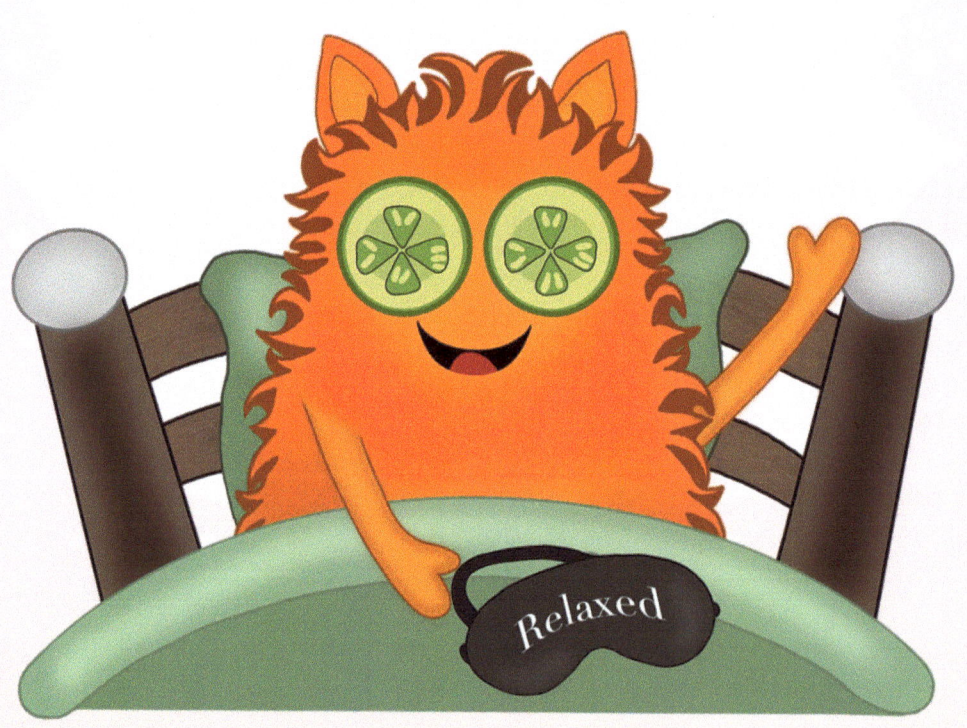

Warum Entspannungsreisen für Kinder wichtig sind und wie sie in den Alltag integriert werden können

Entspannungsreisen sind eine wundervolle Möglichkeit, Kindern zu helfen, innere Ruhe zu finden, Stress abzubauen und ihre Fantasie zu stärken. Durch das bewusste Zuhören und die Vorstellungskraft tauchen Kinder in eine Welt ein, in der sie sich sicher und geborgen fühlen können. Diese mentalen Auszeiten fördern nicht nur die Konzentration und Kreativität, sondern unterstützen auch die emotionale Resilienz und das Wohlbefinden.

Eltern, Therapeut:innen und Pädagog:innen können Entspannungsreisen einfach in den Alltag integrieren – zum Beispiel als Ritual vor dem Schlafengehen, in der Pause nach einem anstrengenden Tag oder als ruhige Aktivität in der Gruppe. Geschichten über zauberhafte Orte, freundliche Wesen oder die Natur regen die Fantasie an und laden die Kinder ein, ihre eigenen inneren Welten zu entdecken.

Wichtig ist, eine ruhige Atmosphäre zu schaffen und die Geschichten kindgerecht und liebevoll zu erzählen. Mit nur wenigen Minuten Entspannungsreise am Tag schenken wir Kindern eine wirkungsvolle Methode, um sich selbst zu regulieren und bewusst Ruhe zu erleben – eine wertvolle Ressource für ein gesundes und glückliches Aufwachsen.

Truto und die Wahrheitsterne

(Ermutigung, bei der Wahrheit zu bleiben | ab 3 Jahren)

Schließe deine Augen und stelle dir vor, du stehst auf einer weichen Wiese, die von kleinen funkelnden Lichtern umgeben ist. Es ist Abend, und am Himmel leuchten die ersten Sterne. Alles ist ruhig, und du fühlst dich sicher und geborgen.

Du hörst ein leises Kichern. Vor dir taucht Truto auf, das flauschige Wellnessmonster mit seinem dunkelblauen Fell und den großen, leuchtenden Augen. Auf seinem Bauch siehst du ein rotes Herz, das hell leuchtet.
„Hallo!", sagt Truto. „Ich freue mich, dass du da bist. Heute möchte ich dir etwas zeigen – die Wahrheitsterne."

Truto führt dich zu einem kleinen Hügel, von dem aus man den Himmel besonders gut sehen kann. „Die Wahrheitsterne sind etwas ganz Besonderes", erklärt Truto.

„Sie leuchten am hellsten, wenn wir ehrlich sind – zu uns selbst und zu anderen. Komm, ich zeige dir, wie es geht."

Ihr setzt euch zusammen auf den Hügel, und Truto bittet dich, die Augen zu schließen. „Denk an einen Moment, in dem du die Wahrheit gesagt hast, auch wenn es vielleicht schwer war. Vielleicht hast du gesagt, was du wirklich fühlst, oder etwas zugegeben, das dir wichtig war."

Du spürst, wie Truto sanft deine Hand hält. „Schau jetzt in den Himmel", flüstert er. Als du die Augen öffnest, siehst du, wie ein großer Stern besonders hell aufleuchtet. „Das ist dein Wahrheitstern", sagt Truto lächelnd. „Er zeigt dir, dass es immer gut ist, die Wahrheit zu sagen. Sie macht dein Herz leicht und den Himmel heller."

Truto legt seine flauschige Pfote auf sein Herz. „Wann immer du unsicher bist, erinnere dich an deinen Wahrheitstern. Er wird dir helfen."

Langsam gehst du mit Truto zurück zur Wiese, umgeben von den leuchtenden Sternen. Du fühlst dich ruhig, stark und bereit, immer ehrlich zu sein.

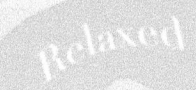

Rosalie, Heeli und die Kraft der Liebe
(Ab 3 Jahren)

Schließe deine Augen und stelle dir vor, du stehst auf einer großen Blumenwiese. Die Sonne scheint warm auf dein Gesicht, und überall um dich herum wachsen bunte Blumen in allen Farben. Ein sanfter Wind weht, und du fühlst dich sicher und geborgen.

Du hörst ein fröhliches Lachen, und vor dir tauchen zwei flauschige Wellnessmonster auf. Es sind Rosalie mit ihrem weichen rosafarbenen Fell und Heeli mit seinem strahlend grünen Fell. Beide haben große, liebevolle Augen, und auf ihren Bäuchen leuchtet ein rotes Herz.

„Hallo!", sagen Rosalie und Heeli gleichzeitig. „Wir freuen uns, dich zu sehen. Heute möchten wir dir zeigen, wie stark die Liebe ist."

Rosalie nimmt deine Hand und führt dich zu einer großen, strahlenden Blume in der Mitte der Wiese. „Liebe ist wie diese Blume", erklärt sie. „Wenn du sie mit deinen Gedanken und deinem Herzen pflegst, wächst sie immer weiter."

Heeli nickt und fügt hinzu: „Und die Liebe ist stärker als alles andere. Sie kann jeden trösten und alle glücklich machen."

Rosalie bittet dich, die Augen zu schließen und an jemanden zu denken, den du sehr lieb hast. „Stell dir vor, du schickst dieser Person ein großes, warmes Herz aus Licht", sagt sie sanft. Während du das machst, spürst du, wie dein eigenes Herz warm und leicht wird.

„Das ist die Kraft der Liebe", flüstert Heeli. „Je mehr Liebe du teilst, desto mehr wächst sie in dir."

Du öffnest die Augen und siehst, wie die Blumenwiese um dich herum noch heller und bunter geworden ist. Rosalie und Heeli umarmen dich mit ihren weichen Armen. „Vergiss nie, dass Liebe immer bei dir ist", sagen sie.

Langsam verabschieden sie sich, und du fühlst dich geborgen, stark und voller Liebe - bereit, diese Kraft mit anderen zu teilen.

Die Reise zum flüsternden Wasserfall mit Brava
(Zu sich selbst stehen | ab 6 Jahren)

Schließe deine Augen und stelle dir vor, du stehst auf einem weichen Waldweg. Um dich herum wachsen hohe, grüne Bäume, und die Sonne scheint durch die Blätter. Der Wind spielt sanft mit deinem Haar, und du fühlst dich sicher und geborgen. Vor dir hörst du ein leises Plätschern – es klingt wie ein Lied, das dich einlädt, ihm zu folgen.

Vor dir taucht ein freundliches Wesen auf: Es ist Brava, das Wellnessmonster mit dem flauschigen, hellblauen Fell und den warmen, leuchtenden Augen.
Brava lächelt dich an und sagt: „Willkommen im Wald der Worte! Heute zeige ich dir einen besonderen Ort, an dem du lernst, wie wichtig deine Stimme ist. Komm, wir gehen gemeinsam zum flüsternden Wasserfall."

Du folgst Brava den Weg entlang. Unter deinen Füßen knistert der Waldboden, und du hörst das fröhliche Singen der Vögel.
Brava bleibt stehen und zeigt dir eine Gruppe kleiner Blumen am Wegrand. „Diese Blumen nennen wir Mutblüten", sagt sie. „Sie sind wunderschön, weil sie keine Angst haben, sich zu zeigen – genauso wie du, wenn du deine Stimme benutzt."

Brava pflückt eine Mutblüte und reicht sie dir. „Halte sie fest. Sie wird dir helfen, den Mut zu finden, alles zu sagen, was in deinem Herzen ist." Du spürst, wie die Blume in deiner Hand sanft pulsiert, als wollte sie dir Kraft schenken.

Bald hörst du das Plätschern des Wasserfalls lauter werden. Ihr erreicht eine Lichtung, und vor euch fällt ein glitzernder Wasserfall in einen klaren, blauen See. Der Wasserfall klingt, als würde er flüstern – Worte und Lieder, die sich wie ein Geheimnis anfühlen.

„Das ist der flüsternde Wasserfall", erklärt Brava. „Er kennt alle Worte der Welt – die lauten, die leisen und die, die manchmal im Herzen steckenbleiben. Jetzt darfst du ihm deine Stimme schenken."

Brava zeigt dir, wie du dich vor den Wasserfall stellen kannst. „Sprich mit dem Wasserfall", sagt sie. „Sag ihm, was du fühlst oder wovon du träumst. Es ist egal, ob du laut bist oder leise. Alles, was du sagst, ist wichtig."

Du nimmst einen tiefen Atemzug und fühlst, wie der Mutstern in deiner Hand wärmer wird. Vielleicht möchtest du dem Wasserfall erzählen, wie dein Tag war, oder etwas sagen, das du bisher nicht aussprechen konntest. Während du sprichst, hörst du, wie der Wasserfall deine Worte aufnimmt und sie in ein wunderschönes Lied verwandelt.

„Hörst du das?" fragt Brava lächelnd. „Deine Stimme ist einzigartig. Sie ist stark, mutig und wunderschön. Wann immer du dich traust, deine Gedanken und Gefühle auszusprechen, wird die Welt ein bisschen heller – genau wie jetzt."

Du fühlst dich stolz und glücklich. Der Wasserfall scheint dir zuzuwinken, als wollte er dich daran erinnern, dass du jederzeit zu ihm zurückkehren kannst.

Brava legt eine Hand auf deine Schulter. „Vergiss nie: Deine Stimme ist ein Geschenk. Sie gehört nur dir, und sie ist wichtig. Du kannst alles sagen, was in deinem Herzen ist, denn deine Worte machen dich stark."

Du verabschiedest dich vom flüsternden Wasserfall und gehst mit Brava zurück zum Waldweg. Die Mutblüte in deiner Hand leuchtet sanft, als wollte sie dir versprechen, dass sie immer bei dir ist.

Langsam öffnest du deine Augen. Du fühlst dich ruhig, mutig und bereit, deiner Stimme zu vertrauen – egal, was du sagen möchtest.

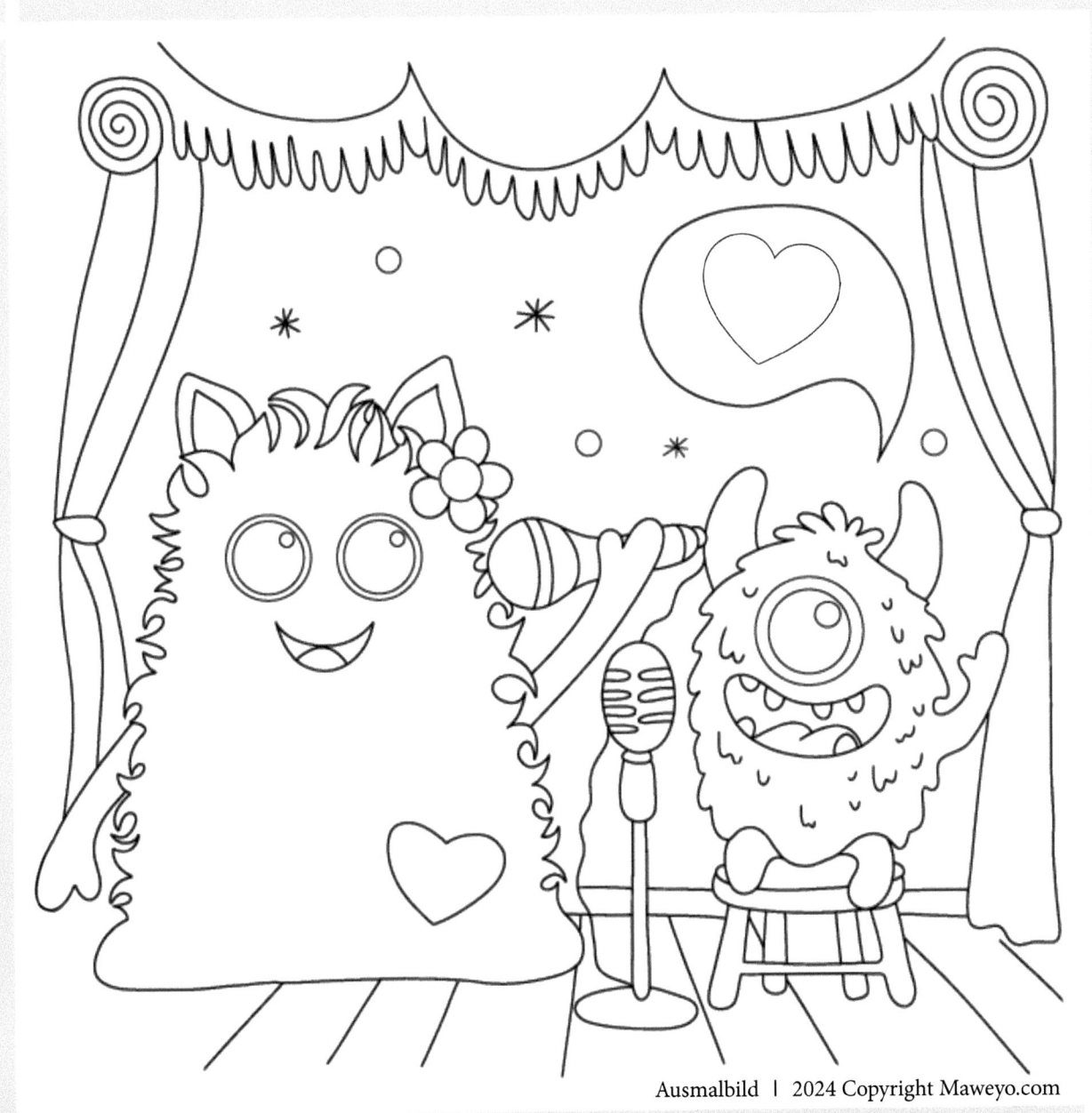

Ausmalbild | 2024 Copyright Maweyo.com

Die Reise zur Höhle der Gefühle mit Emotio

**(Allen Gefühlen Raum geben, um gefühlt zu werden |
ab 6 Jahren)**

Schließe deine Augen und stelle dir vor, du stehst auf einer weiten Wiese, umgeben von hohen, sanft wiegenden Gräsern. Die Sonne scheint warm auf deine Haut, und ein leichter Wind bringt den Duft von Blumen zu dir. In der Ferne siehst du einen schimmernden, goldenen Pfad, der zwischen den Hügeln verschwindet.

Plötzlich hörst du ein freundliches Summen, und ein Wesen mit leuchtend gelben Fell und funkelnden Augen taucht vor dir auf. Es ist Emotio, das Wellnessmonster, das dich mit einem herzlichen Lächeln begrüßt. „Willkommen! Ich bin Emotio, der Hüter der Gefühle. Heute nehme ich dich mit zu einem besonderen Ort – der Höhle der Gefühle. Dort lernst du, wie wunderbar und wichtig all deine Gefühle sind."

Emotio führt dich den goldenen Pfad entlang. Während ihr geht, erzählt er: „Manchmal fühlen wir uns wütend oder traurig, manchmal haben wir Angst oder sind unsicher. Das ist völlig in Ordnung, denn alle Gefühle gehören zu uns. Sie wollen uns etwas sagen."

Bald erreicht ihr einen kleinen Hügel. In der Mitte siehst du einen großen Eingang, umgeben von leuchtenden Blumen in allen Farben.

„Das ist die Höhle der Gefühle", sagt Emotio. „Hier kannst du all deine Gefühle entdecken und ihnen Raum geben."

Du betrittst die Höhle, und drinnen ist es warm und gemütlich. An den Wänden schimmern farbige Lichter, die wie Regenbogen tanzen. Emotio zeigt auf eine kleine Quelle in der Mitte der Höhle. „Das ist die Quelle der Gefühle", erklärt er. „Hier kannst du jedes deiner Gefühle sehen. Schau hinein!"

Du kniest dich vor die Quelle und blickst ins Wasser. Plötzlich erscheinen kleine bunte Blasen, jede mit einem Gefühl darin.

Eine rote Blase taucht auf und schwebt vor dich. „Das ist Wut", sagt Emotio. „Manchmal fühlt sie sich heiß und laut an. Aber Wut ist wichtig – sie zeigt dir, dass etwas nicht stimmt. Wenn du sie wahrnimmst, kannst du sie nutzen, um stark zu sein und für dich einzustehen."

Die rote Blase schwebt weg, und eine blaue erscheint. „Das ist Traurigkeit", flüstert Emotio. „Sie fühlt sich schwer an, wie Regenwolken. Aber sie ist wichtig, weil sie dich daran erinnert, dass du Dinge loslassen darfst, die dich belasten."

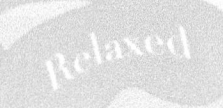

Es folgt eine gelbe Blase, die fröhlich vor dir tanzt. „Das ist Freude", ruft Emotio. „Sie macht dein Herz leicht und zeigt dir, wie schön das Leben ist. Sie ist wie die Sonne, die dich wärmt."

Eine grüne Blase erscheint, ruhig und still. „Das ist Unsicherheit", sagt Emotio. „Manchmal weißt du nicht, was richtig ist. Das ist okay, denn Unsicherheit hilft dir, neue Wege zu finden."

Zuletzt erscheint eine violette Blase. „Das ist Angst", erklärt Emotio. „Sie ist wie ein kleiner Wachhund, der dich warnen will. Du kannst sie ansehen, ihr danken und dann entscheiden, wie du weitermachst."

Emotio lächelt dich an. „Alle Gefühle sind wichtig. Sie sind wie ein Team, das dich begleitet. Du darfst jedes Gefühl spüren, es ist ein Teil von dir."
Du spürst, wie die bunten Lichter der Höhle in dich hineinströmen, und fühlst dich ruhig und stark. „Wenn du unsicher bist, erinnere dich an die Höhle der Gefühle", sagt Emotio. „Hier kannst du immer wieder vorbeischauen."

Langsam verlässt du die Höhle mit Emotio an deiner Seite. Der Wind trägt die bunten Farben der Gefühle mit dir fort. Du öffnest deine Augen und fühlst dich bereit, all deine Gefühle anzunehmen - denn sie machen dich stark und einzigartig.

Die Reise zur Quelle des Wohlfühlwassers mit Lilanda
(Erinnerung an die Selbstfürsorge | ab 6 Jahren)

Schließe deine Augen und stelle dir vor, du stehst in einem wunderschönen Garten. Um dich herum wachsen bunte Blumen, die nach Lavendel, Zitronen und süßen Früchten duften.

Du hörst das Summen von Bienen und das leise Plätschern eines kleinen
Baches. In der Mitte des Gartens liegt ein schimmernder Weg aus glatten Steinen, der dich einlädt, ihm zu folgen.

Während du die ersten Schritte machst, spürst du, wie der Boden weich und angenehm unter deinen Füßen ist. Der Weg führt dich durch den Garten, vorbei an Bäumen, deren Blätter sanft im Wind rascheln.

Vor dir taucht ein fröhliches Wesen auf – es ist Lilanda, das Wellnessmonster mit den großen, funkelnden Augen, dem lilafarbenen Kuschelfell und dem herzlichen Lächeln.

„Willkommen! Heute möchte ich dir etwas ganz Besonderes zeigen", sagt Lilanda. „Wir gehen zur Quelle des Wohlfühlwassers. Dort wirst du lernen, wie wichtig es ist, gut für dich selbst zu sorgen."

Lilanda nimmt deine Hand und führt dich weiter den Weg entlang. Bald kommst du zu einer kleinen Lichtung, wo ein klarer, glitzernder Wasserfall in einen stillen Teich fließt. Über dem Wasser schwebt ein sanfter Nebel, der wie ein Regenbogen funkelt.

„Das ist die Quelle des Wohlfühlwassers", erklärt Lilanda. „Sie erinnert uns daran, dass wir selbst dafür sorgen können, dass es uns gut geht – mit kleinen Dingen, die uns Freude machen."

Lilanda bittet dich, deine Hände in das Wasser zu tauchen. Es fühlt sich angenehm warm an und schickt ein kribbelndes Gefühl durch deine Finger. „Spüre, wie das Wasser dir Ruhe und Kraft schenkt", sagt Lilanda. „Das ist wie eine kleine Selbstmassage für deine Hände."

Lilanda zeigt dir, wie du deine Hände massieren kannst, indem du sanft über deine Finger streichst und die Handflächen reibst. „Das kannst du auch jederzeit selbst machen", sagt er. „Es hilft dir, dich zu entspannen."

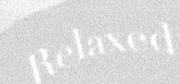

Dann führt Lilanda dich zu einem Stein am Rand des Teiches. „Setz dich hierhin und schließe für einen Moment die Augen", sagt er. „Atme tief ein und aus. Spüre, wie die frische Luft dich stärkt."

Du nimmst einen tiefen Atemzug, und es fühlt sich an, als würdest du neue Energie in deinen Körper holen.

„Jetzt zeige ich dir noch etwas", sagt Lilanda. Sie pflückt eine leuchtend gelbe Blume, die nach Zitronen duftet, und reicht sie dir. „Das ist eine Achtsamkeitsblume.

Sie erinnert dich daran, dir jeden Tag einen kleinen Moment für dich selbst zu schenken - sei es, indem du tief atmest, dir eine Pause gönnst oder einfach etwas tust, das dir Freude macht."

Du spürst die weichen Blütenblätter zwischen deinen Fingern und lächelst. „Die Quelle des Wohlfühlwassers und die Achtsamkeitsblume sind immer in deinem Herzen", erklärt Lilanda. „Egal, wo du bist, du kannst dich daran erinnern, gut für dich selbst zu sorgen."

Langsam beginnst du, den Garten wieder zu verlassen, doch das Gefühl der Ruhe und Stärke bleibt bei dir.

Du weißt, dass du mit kleinen, liebevollen Gesten für dich selbst sorgen kannst – und dass es etwas ganz Besonderes ist, dir selbst Zeit und Aufmerksamkeit zu schenken.

Langsam öffnest du deine Augen und fühlst dich ruhig, gestärkt und voller Freude, gut auf dich aufzupassen.

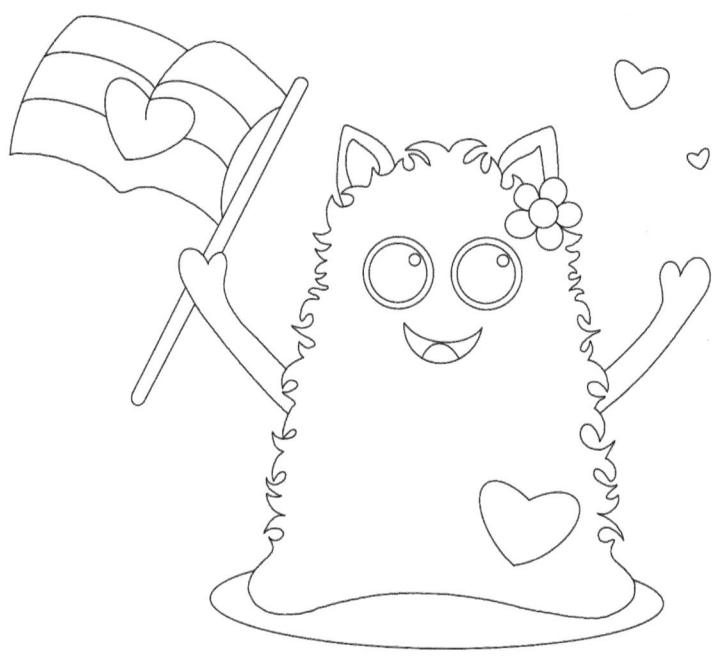

Die Wellnessmonster sagen „Gute Nacht"
(Gute-Nacht-Entspannungsreise | ab 6 Jahren)

Schließe deine Augen und stelle dir vor, du stehst in einem wundervollen Land – dem Wellnessmonsterland. Hier duftet die Luft nach frischen Blumen, die Wiesen sind weich wie ein Teppich, und am Himmel leuchten die ersten Sterne. In der Ferne siehst du ein kleines, gemütliches Häuschen mit einem warmen Licht, das aus den Fenstern scheint. Das ist die Hütte der Wellnessmonster, und heute Abend bist du eingeladen, mit ihnen den Tag ausklingen zu lassen.

Du gehst den weichen Pfad entlang, der von kleinen Laternen beleuchtet wird, und bald öffnet sich die Tür der Hütte. Brava, das Wellnessmonster mit dem hellblauen Kuschelfell, begrüßt dich mit einem herzlichen Lächeln. „Komm herein, wir bereiten uns gerade auf die Nacht vor", sagt sie.

In der Hütte ist es warm und gemütlich. Eine große Decke liegt auf dem Boden, und die anderen Wellnessmonster sind schon da. Ruth, das Naturverbundenste Monster, sitzt neben einem kleinen Feuer. Emotio, das Monster der Gefühle, sortiert bunte Kissen. Truto schaut aus dem Fenster und zählt die funkelnden Lichter am Himmel. Und Kaleo, das kreativste Wellnessmonster, zündet gerade eine kleine Duftlampe an, die nach Lavendel duftet.

„Bevor wir schlafen gehen, machen wir unser Dankbarkeitsritual", erklärt Ruth. Alle Wellnessmonster setzen sich im Kreis und machen dir Platz in der Mitte. „Wir denken an drei Dinge, für die wir heute dankbar sind", sagt Emotio. „Das hilft uns, mit einem guten Gefühl einzuschlafen."

Du schließt deine Augen und hörst, wie jedes Monster seine Dankbarkeit teilt. Ruth ist dankbar für den starken Baum, unter dem sie heute gesessen hat. Brava freut sich, dass sie heute ein mutiges Lied gesungen hat. Truto ist glücklich über die funkelnden Sterne, die so hell leuchten. Kaleo ist dankbar für die Sonne, die den Tag so warm gemacht hat. Und Emotio sagt: „Ich bin dankbar, dass wir alle zusammen sind."

Nun bist du an der Reihe. Überlege, wofür du heute dankbar bist. Es können ganz kleine Dinge sein - vielleicht ein Lächeln, ein Spiel oder eine warme Umarmung. Nimm dir einen Moment Zeit, um sie in deinem Herzen zu spüren.

Nach dem Ritual legen alle Wellnessmonster ihre Arme umeinander und umarmen sich herzlich. Du fühlst dich warm und geborgen, als wärst du Teil dieser wundervollen Familie. „Jetzt ist es Zeit, ins Bett zu gehen", sagt Kaleo.

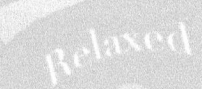

Jedes Monster holt ein kleines Lavendelsäckchen, das beruhigend duftet, und kuschelt sich in die Kissen. Ruth deckt alle liebevoll mit einer weichen Decke zu. Der Lavendelduft erfüllt die Hütte, und das Licht der Duftlampe wird langsam schwächer.

Die Wellnessmonster schließen ihre Augen, und auch du machst es dir bequem. Truto flüstert: „Wann immer du dich an uns erinnern möchtest, kannst du einfach die Augen schließen und wieder hierherkommen."

Die Sterne am Himmel funkeln leise, und die Hütte wird ganz still. Mit jedem Atemzug fühlst du dich ruhiger und entspannter, bis du sanft in den Schlaf gleitest - genauso friedlich wie die Wellnessmonster in ihrer kleinen Hütte.

„Gute Nacht, liebstes Erdenkind. Träume süß!"

Tipps, wie Sie Entspannungsreisen gestalten können und was Sie bei der Länge und Zielgruppe beachten sollten

Gestaltung einer Entspannungsreise

1.**Wählen Sie ein beruhigendes Thema**: Naturbilder wie Wälder, Meere, Wolken oder Sternenhimmel sind besonders geeignet, da sie beruhigend wirken und Kinder eine Verbindung zur Umwelt spüren lassen.

2.**Einfach und kindgerecht**: Nutzen Sie klare, einfache Sprache und achten Sie darauf, dass die Geschichte altersgerecht ist. Verzichten Sie auf zu viele Details oder komplexe Handlungen, die Kinder überfordern könnten.

3.**Fantasie fördern**: Laden Sie die Kinder ein, sich Orte, Farben oder Gefühle vorzustellen. Die Geschichte sollte offen genug sein, damit sie eigene Bilder im Kopf entwickeln können.

4.**Ruhige Atmosphäre schaffen**: Lesen Sie die Geschichten in einer sanften Stimme vor und sorgen Sie für eine entspannte Umgebung, z. B. mit gedämpftem Licht oder leiser Musik.

Länge der Geschichten nach Altersgruppen

Kinder ab 3 Jahren: Eine Entspannungsreise sollte 200-300 Wörter nicht überschreiten. Jüngere Kinder haben eine kurze Aufmerksamkeitsspanne, daher sind kurze, klare Geschichten mit einfachen Handlungen ideal.

Kinder ab 6 Jahren: Für diese Altersgruppe können die Geschichten 400-600 Wörter umfassen. Sie können etwas komplexer sein und bereits leise Botschaften vermitteln, wie den Umgang mit Gefühlen oder die Förderung von Selbstbewusstsein.

Ältere Kinder und Jugendliche: Ab etwa 10 Jahren könnn die Geschichten 700-1.000 Wörter lang sein und tiefere Themen behandeln, wie Selbstreflexion, Dankbarkeit oder Mut. Die Sprache kann hier etwas anspruchsvoller sein, um sie herauszufordern.

Bis zu welchem Alter sind Entspannungsreisen geeignet?

Entspannungsreisen sind in jedem Alter wirksam, aber besonders bis zum Jugendalter eine hilfreiche Methode.

• Kinder von 3-12 Jahren profitieren besonders, da sie eine ausgeprägte Fantasie haben und durch visuelle Vorstellungsbilder gut zur Ruhe kommen.

• Jugendliche und junge Erwachsene können ebenfalls von Entspannungsreisen profitieren, besonders wenn sie auf Stressbewältigung oder Selbstreflexion abzielen.
Hier können die Geschichten anspruchsvoller gestaltet werden.

Praktische Tipps zur Umsetzung

1.**Orientieren Sie sich an den Bedürfnissen der Kinder:**
Wählen Sie Themen, die sie interessieren oder beruhigen, z. B.
eine Reise zu Sternen, Tieren oder magischen Wesen.

2.**Nutzen Sie Rituale:** Machen Sie die Entspannungsreise zu einem festen Teil des Tages, z. B. vor dem Schlafengehen oder in einer Ruhephase in der Schule.

3.**Fördern Sie die Beteiligung:** Lassen Sie Kinder eigene Ideen einbringen. Sie könnten beispielsweise den Ort der Reise oder die Charaktere wählen.

4.**Experimentieren Sie mit Elementen:** Musik, sanfte Berührungen (z. B. eine Handmassage während der Geschichte) oder Duftstoffe wie Lavendel können die Wirkung verstärken.

Lassen Sie Ihrer Fantasie freien Lauf und verlieren Sie selbst die Freude dabei nicht aus den Augen.

Herzlichen Glückwunsch!
Hier ist Dein Wellness-Detektiv-Zertifikat.

Tipp: Kopiert es mit einer hohen Auflösung, damit ihr dieses Zertifikat öfter nutzen könnt. Druckt es auf einem dickeren Papier aus, damit es länger hält. Zusätzlich könntet ihr es nach dem Ausfüllen laminieren, oder davor, um damit nachhaltiger zu arbeiten.

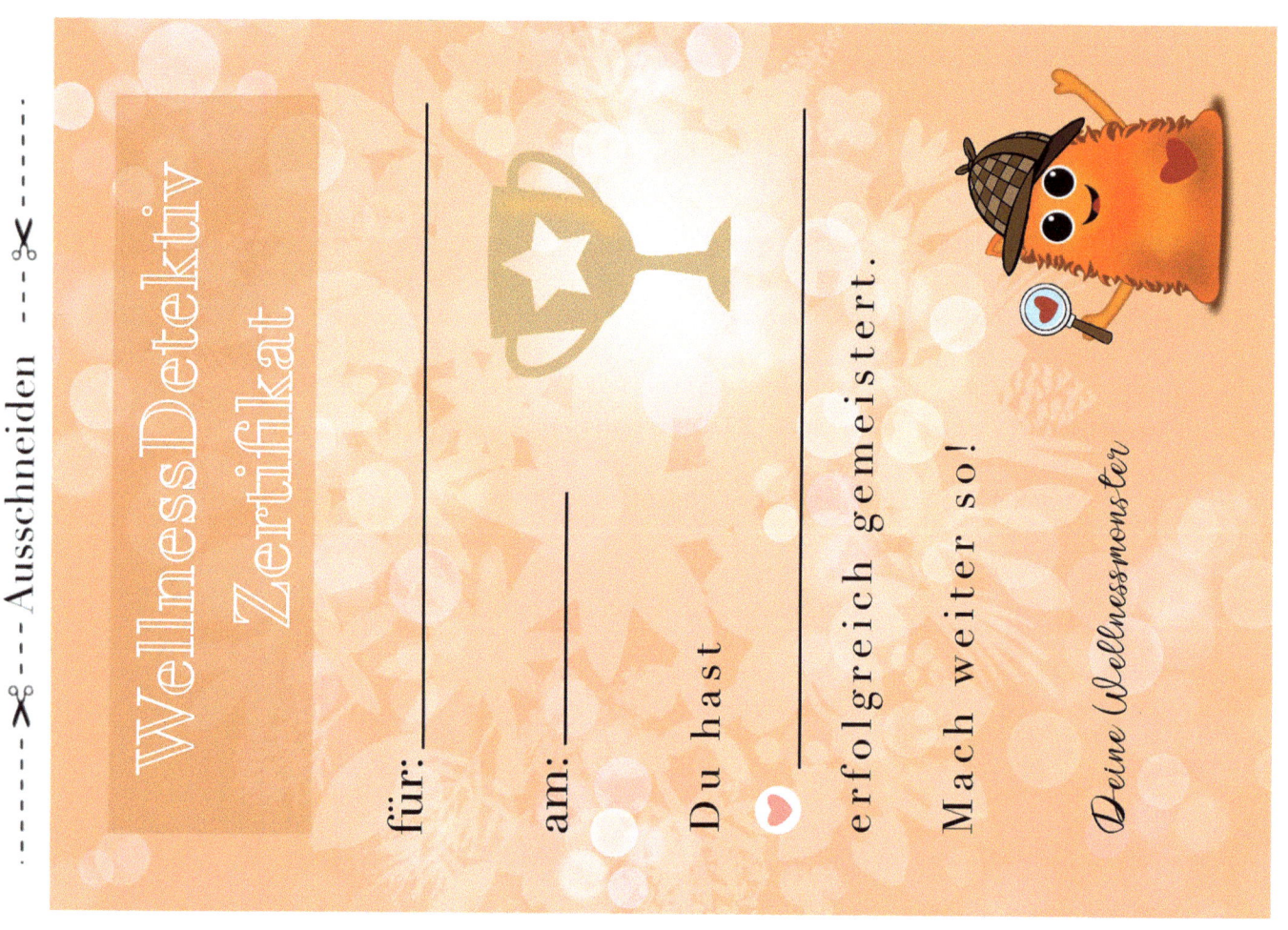

WellnessDetektiv
Zertifikat

für:

am:

Du hast

erfolgreich gemeistert.

Mach weiter so!

Deine Wellnessmonster

Wellnessmonster – Sticker

„Let's do MAWEYO!"

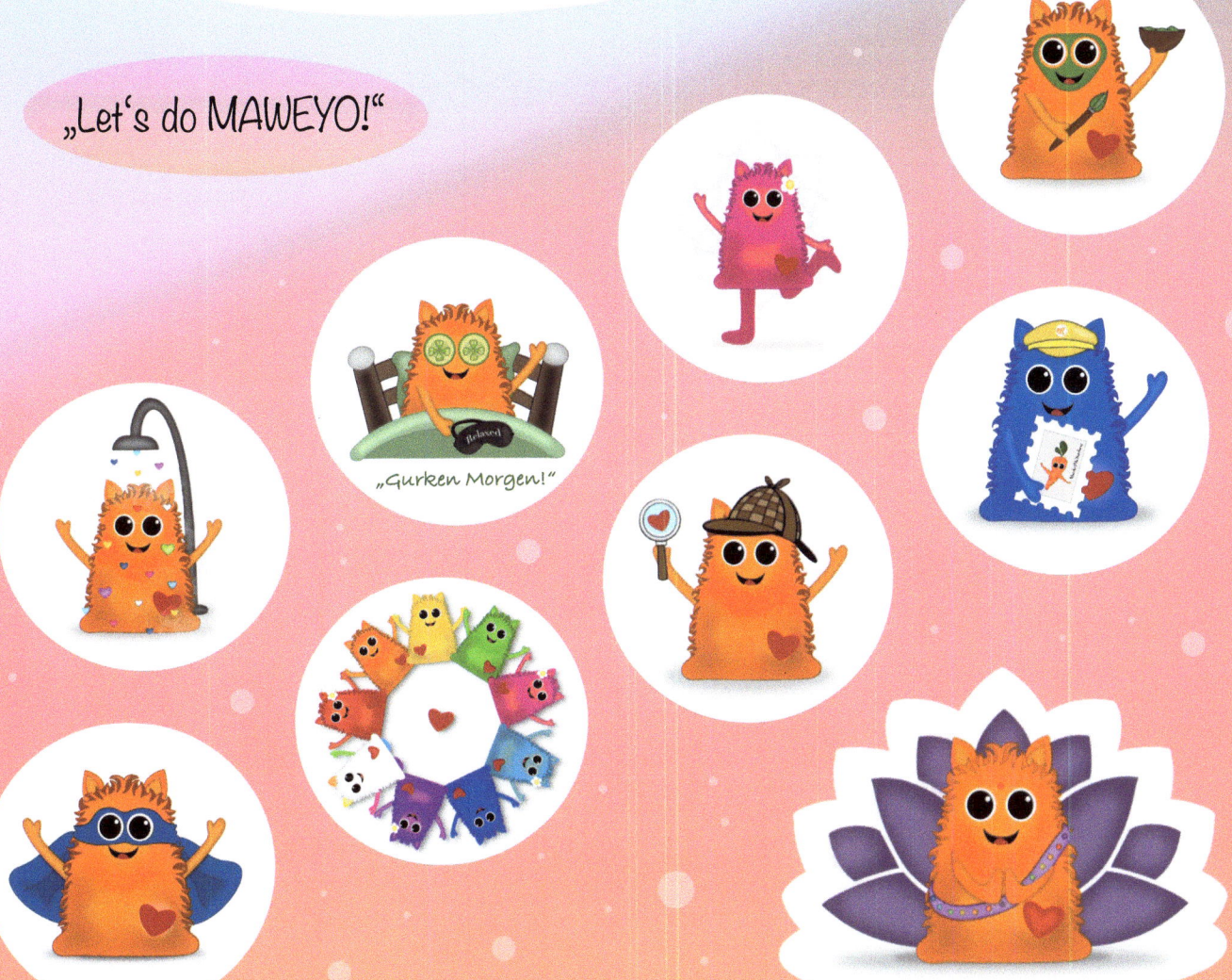

„Gurken Morgen!"

Tipp: Druckt die Motive auf Stickerpapier, beziehungsweise selbstklebendem Papier aus und schneidet sie zurecht.

Wie gefallen Dir die

Maweyo
Wellnessmonster ?

Welches ist Dein
liebstes
Wellnessmonster?

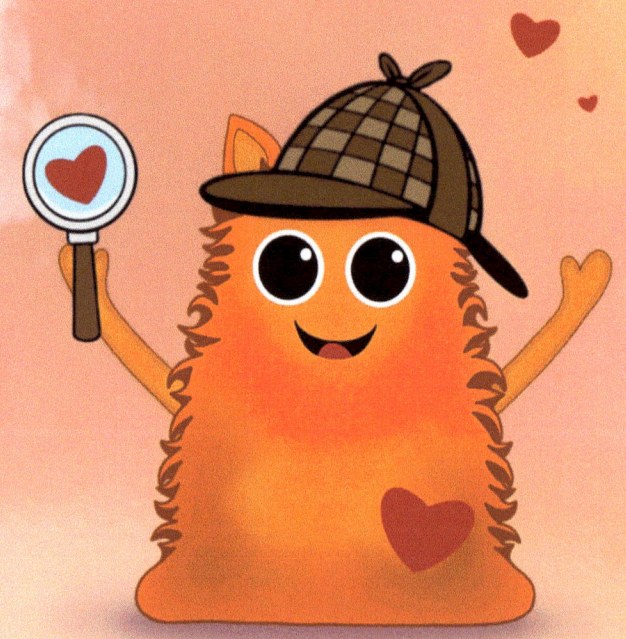

Schicke dein:e Antwort/Bild an: info@Maweyo.com.

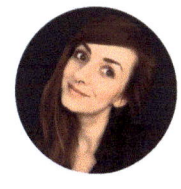

Jennifer Boeck, geboren 1987 in Berlin,
ist nicht nur Autorin, sondern auch eine kreative Seele mit
einem großen Herzen für Kinder und deren Wohlbefinden.

Mit ihrer Leidenschaft für Entspannung und Selbstfürsorge hat sie 2016 die
Maweyo Wellnessmonster ins Leben gerufen – liebevolle, flauschige Begleiter,
die Kindern auf spielerische Weise beibringen, wie wichtig es ist, gut für sich
selbst zu sorgen.

Die Wellnessmonster haben seitdem ihren festen Platz in Jennifers Leben als
Massagetherapeutin und Entspannungstrainerin für Kinder. Sie sind nicht nur
Teil ihrer Kurse, sondern auch eine Quelle der Inspiration für ihre Bücher, die sie
mit viel Fantasie und Hingabe schreibt und illustriert.

Jennifer lebt mit ihren eigenen Kindern in Berlin, wo sie
täglich neue Ideen sammelt, Geschichten erschafft und die Balance zwischen
Kreativität und Entspannung lebt.

Das Wellnessmonster
Affirmationen Malbuch
978-3-7693-0331-5

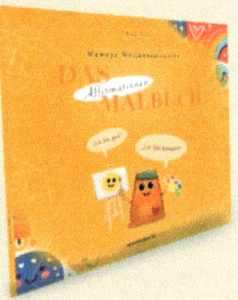

Das Wellnessmonster
starke Mut-Mach-Buch
978-3-7693-0091-8

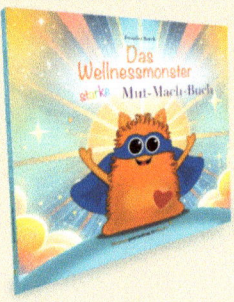

Das Wellnessmonster
starke
Entspannungsbuch
978-3-7597-9414-7

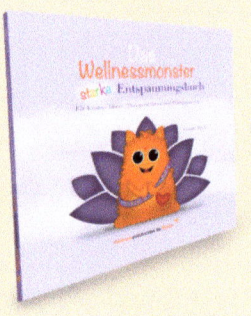

„Let's do Maweyo!"

#MaweyoKids

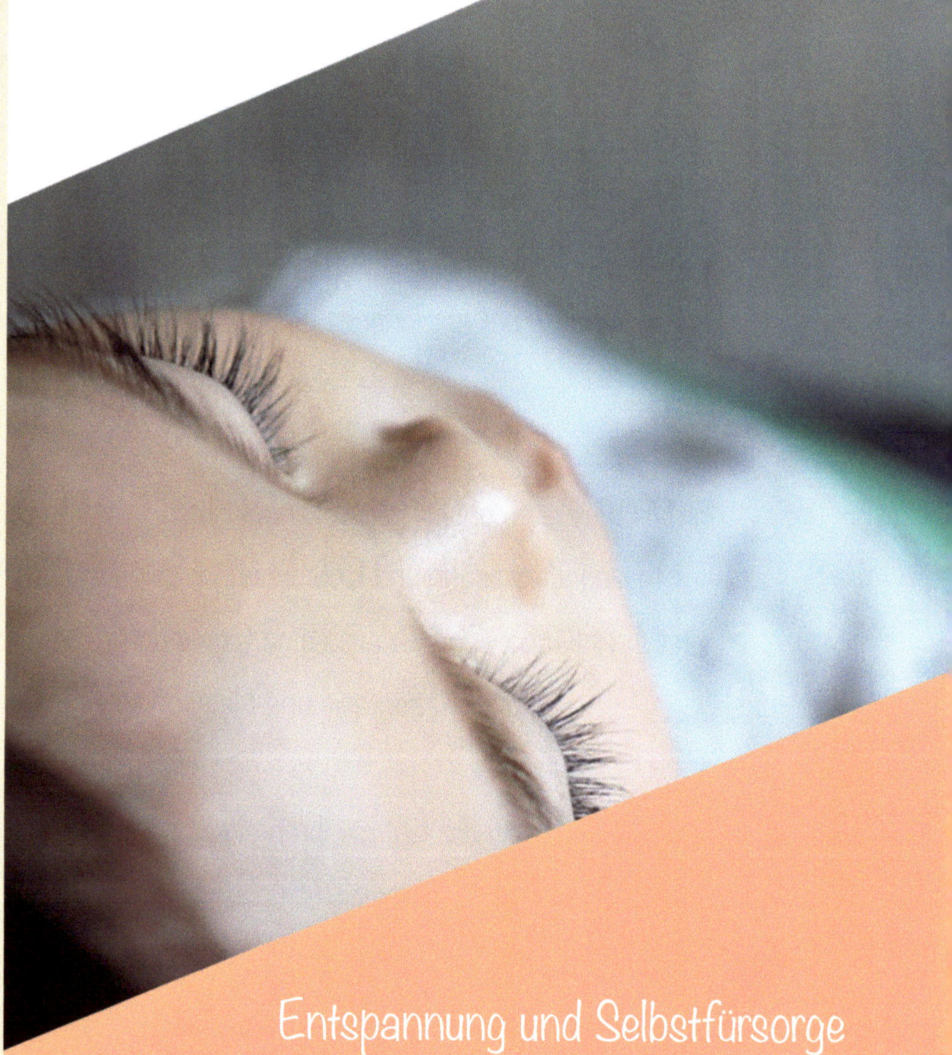

Entspannung und Selbstfürsorge
für Kinder ab 3 Jahren

www.Maweyo.com

„Was immer wir für andere tun, tun wir auch für uns selbst.
Was immer wir für uns selbst tun, tun wir auch für andere."

- Tich Nhat Hanh

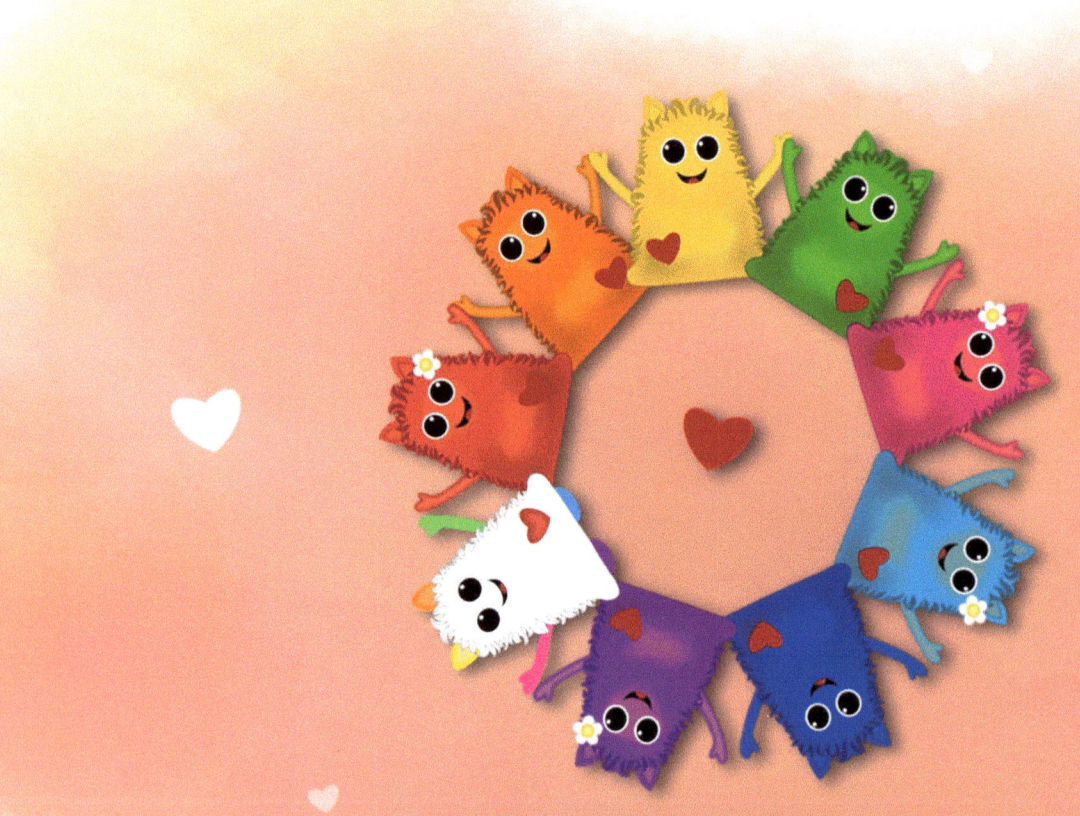

„Schön, dass es Dich gibt."